PRÉCIS

DES

MÉDICAMENS

ANTIPSORIQUES HOMÉOPATHIQUES.

IMPRIMERIE DE PIHAN DELAFOREST (MORINVAL), RUE DES BONS-ENFANS, N°. 34.

PRÉCIS

DES

MÉDICAMENS

ANTIPSORIQUES HOMÉOPATHIQUES,

DE LEUR SPHÈRE D'ACTION PRINCIPALE ET DE LEURS PROPRIÉTÉS
CARACTÉRISTIQUES,

PAR M. LE DOCTEUR DE BÖNNINGHAUSEN;

Traduit de l'Allemand

PAR MM. LES DOCTEURS FOISSAC ET DIDIER.

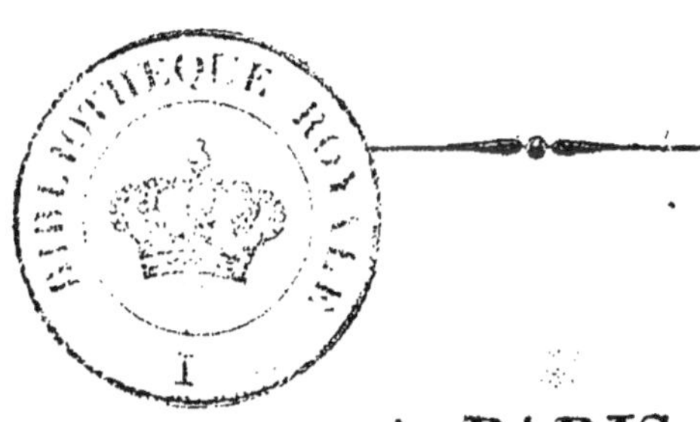

A PARIS,

CHEZ J.-B. BAILLIÈRE,

LIBRAIRE DE L'ACADÉMIE ROYALE DE MÉDECINE,

RUE DE L'ÉCOLE-DE-MÉDECINE, N°. 13 *bis*.

A LONDRES, MÊME MAISON, 219, REGENT-STREET.

1834.

PRÉFACE

DES TRADUCTEURS.

Parmi les ouvrages les plus utiles au médecin qui se livre à la pratique de l'homéopathie, on doit placer au premier rang, *le Répertoire* et *le Précis des médicamens antipsoriques* de M. le docteur C. de Bönninghausen. Ce dernier, dont nous publions aujourd'hui la traduction, est le complément indispensable du *Traité des maladies chroniques* du vénérable fondateur de l'homéopathie ; car, à l'époque où parut l'ouvrage de Hahnemann, on ne connaissait encore que vingt-deux médicamens antipsoriques, et M. de Bönninghausen a donné la symptomatologie de vingt-six médicamens nouveaux qui ont été reconnus et expérimentés par les soins de Hahnemann et de quelques-uns de ses disciples.

Cette richesse thérapeuthique n'est point le seul mérite de l'ouvrage de M. de Bönninghausen ; la plupart des médecins qui, après s'être pénétrés, dans *l'Organon de l'art de guérir* et *le Traité des maladies chroniques*, des principes de l'homéopathie, désirent en faire l'application à quelques cas particuliers, sont souvent découragés par la difficulté de trouver le médicament convenable. On croit, au premier examen, reconnaître dans presque tous les remèdes le portrait de la maladie qu'on veut traiter ; et cependant un seul de ces remèdes est vraiment homéopathique et salutaire, la plupart des autres sont sans efficacité. Il était donc de la plus grande importance, pour faciliter et assurer le choix du meilleur médicament, de mettre, le plus clairement possible, sous les yeux du médecin, les symptômes essentiels et caractéristiques de chacun d'eux. Grâce aux ouvrages de M. de Bônninghausen, la tâche du praticien devient de jour en jour plus facile et plus sûre, et le prix du temps que l'on gagne est incalculable.

Hahnemann, dans l'intérêt bien entendu de sa doctrine, et afin de prévenir les essais frivoles que des médecins routiniers voudraient tenter sans avoir pris la peine d'étudier les principes de la science, a évité de donner un nom, une désignation synthétique aux symptômes dont le groupe forme une maladie diversement qualifiée dans le langage de l'école ancienne. Ainsi, il n'y avait pour lui, ni *fièvre bilieuse*, ni *céphalite*, ni *ascite*, mais seulement une description fidèle et minutieuse de tous les symptômes ressentis par le malade, et il s'était servi de termes généraux qu'il était réservé au médecin consciencieux de formuler pour la pratique. Maintenant que l'homéopathie est plus étudiée et mieux connue, M. de Bônninghausen a cru pouvoir préciser les cas de maladies anciennement dénommées, où chaque remède s'était montré spécifique, sans dispenser toutefois de recourir au tableau complet des symptômes qui seul est le garant infaillible et sûr qu'un remède est vraiment homéopathique. Cette méthode a l'avantage de donner plus de précision et de facilité au travail et au langage du médecin de l'école de Hahnemann. Aussi, pour entrer complètement dans le but de l'auteur, et ajouter un nouveau degré d'utilité à son ouvrage, nous sommes-nous permis de faire suivre chaque médicament de quelques *notes pratiques* que nous avons puisées dans les publications des plus célèbres homéopathes de l'Allemagne. Elles sont distinguées du texte par le signe (*N. D. T.*), et nous avons indiqué les sources d'où sont tirées ces notes importantes.

Nous avons pensé qu'il n'était pas inutile de rapporter ici, 1°. un tableau concis des médicamens intermédiaires les plus usités dans les maladies chroniques ; 2°. la liste de ceux qui servent à combattre les troubles physiques et moraux survenus pendant le cours d'un traitement antipsorique ; 3°. l'énumération des remèdes contenus dans cet ouvrage, le nombre des symptômes de chacun d'eux, leur durée d'action approximative, et les antidotes généralement connus jusqu'ici.

Enfin, il n'est pas possible de passer entièrement sous silence deux des points les plus essentiels de la thérapie homéopathique, 1°. la quantité des doses ; 2°. leur répétition. Relativement à la première question, on lit dans la préface de la première édition du Répertoire de M. de Bönninghausen, que l'expérience des dernières années s'est prononcée décidément en faveur des plus hautes atténuations et des plus petites doses. « C'est pourquoi, dit-il, tous les bons homéopathes ne se servent plus maintenant que de la plus petite partie, un ou deux globules au plus, humectés d'une goutte des plus hautes atténuations ; et aucun d'eux n'a encore trouvé de motifs de revenir à de plus fortes doses. » Ce principe, qui subit de nombreuses exceptions dans les maladies aiguës, est généralement adopté dans le traitement des maladies chroniques. On évite par là les fortes et perturbatrices aggravations qui compromettent quelquefois le succès d'une cure ; d'ailleurs, si une seule petite dose ne peut combattre, d'une manière efficace, la diathèse maladive présente, et exciter, d'une manière durable, une réaction salutaire, on remédie à cet inconvénient par la répétition de la dose. Il était réservé au savant fondateur de la nouvelle méthode médicale de poser les règles naturelles d'après lesquelles la répétition des doses les plus petites peut être jugée nécessaire pour atteindre le but avec certitude.

On trouvera plus loin l'article remarquable de Hahnemann

sur cette théorie qui n'a encore été traitée nulle part aussi complètement et d'une manière aussi satisfaisante.

Depuis la publication de cet article, M. le docteur Hering, de Philadelphie, qui n'en avait pas connaissance, a inséré dans les *Archives homéopathiques* (vol. XIII, cah. 3) un mémoire fort important sur la répétition des remèdes ; nous le donnons ici à côté de celui de Hahnemann. Il ne nous appartient pas de nous prononcer sur celle de ces deux méthodes qui nous paraît réunir le plus d'avantages. Il n'y a rien d'absolu dans les sciences physiologiques, et l'expérience, qui a déjà confirmé l'excellence des préceptes de Hahnemann sur la répétition des doses, ne tardera pas à nous instruire des modifications que les opinions de M. Hering doivent apporter dans l'application de cette théorie.

SUR LA RÉPÉTITION

DES

REMÈDES HOMÉOPATHIQUES.

———◆———

Le premier article est un Mémoire du docteur Hering ; le second est une Préface que le docteur S. Hahnemann a placée à la tête du Répertoire de M. de Bônninghausen.

———◆———

La répétition des remèdes a été entendue par Hahnemann, en ce sens, que l'on peut revenir avec avantage à quelques antipsoriques, après l'emploi intermédiaire de beaucoup d'autres, comme cela a lieu pour la sépia, le caustique, le sel, etc. ; tandis que pour d'autres, tels que la chaux, l'acide nitrique, cette répétition doit être beaucoup moins usitée. Cette distinction est fort importante, et sépare les antipsoriques dont l'action est plus puissante et plus étendue de ceux dont l'application est plus rare et plus limitée. Les premiers pourraient être appelés : *polychrestes antipsoriques.* La répétition des remèdes devrait, dans cette circonstance, porter le nom de *répétition après d'autres remèdes.*

Une seconde espèce de répétition est celle qui fait alterner successivement deux remèdes. Peu étudiée encore, cette méthode ne me paraît pas sans importance. En 1822, dans les premiers temps de ma pratique homéopathique, j'ai guéri, d'une manière durable, en peu de semaines, une maladie du foie avec ictère, par l'usage alternatif de la teinture de *Rhue* et *de la fève de Saint-Ignace* IV, données tous les trois ou quatre jours. Plus tard , lorsque je trouvais qu'un remède de courte durée et un remède d'une action plus longue répondaient chacun à une partie des symptômes d'une maladie, je faisais prendre alternativement ces deux remèdes avec le plus grand succès. Le docteur Ihm, de Philadelphie, guérit un cas d'hydropisie , chez un enfant, par des doses alternatives de *bryone* et de *pulsatille*. Je pourrais citer encore plusieurs faits analogues. On se trouvera bien, dans beaucoup de cas, de donner les deux remèdes à peu de distance l'un de l'autre, surtout en administrant l'apsorique après l'antipsorique : c'est ainsi que souvent j'ai fait prendre l'*aconit* après le *soufre* , le *foie de soufre* (1) après la *silice* où le *zinc* , la *noix vomique* après l'*arsenic* , sans avoir en vue de détruire par là l'action du premier remède. Il se produit alors un troisième effet qui répond aux symptômes par lesquels les deux médicamens se distinguent l'un de l'autre. D'après cela , il ne me paraît pas convenable de faire alterner comme prophylactiques deux substances analogues, par exemple, le *cuivre* et l'*ellébore blanc* contre le choléra , et encore moins toute une série qui peut y correspondre ; car c'est contre les symptômes qu'elles ont de commun qu'elles préserveront le moins.

En me fondant sur cette supposition d'un troisième effet moyen entre deux remèdes, j'ai quelquefois fait prendre deux antipsoriques à des intervalles rapprochés, lorsque chacun d'eux ne répondait qu'à une partie des symptômes. C'est ainsi que, dans une affection du foie, j'ai donné, avec le plus brillant succès, d'abord la *potasse* , et quelques jours plus tard, le *charbon végétal*. Dans des cas analogues, aucun des deux remèdes, pris isolément, n'avait pu effectuer une guérison semblable.

---

(1) M. Héring ne connaissant pas encore les découvertes récentes des Allemands, confond souvent dans cet article les apsoriques et les antipsoriques.   (N. D. T.)

Jusqu'à présent j'ai fait succéder les antipsoriques dont l'action est moins puissante et plus courte, tels que *le charbon végétal, l'or, l'argent, le platine, le cuivre, la ciguë, la coloquinte, la douce amère, la belladone, le sumac, la clématite, l'anacardier, la staphysaigre, le thuya, la sabine, la sabadille, le musc* (1), à ceux dont les effets sont plus prolongés et plus énergiques, comme le *caustique*, le *phosphore*, le *sel*, la *potasse*, la *soude*, la *chaux*, l'*alumine*, la *magnésie*, la *silice*, l'*agaric*, le *vesse-loup*, le *lycopode*, la *sépia*, etc. ; le diagnostic peut seul établir à cet égard des indications plus précises.

C'est ici le lieu de parler de la répétition alternative d'une substance avec son antidote. J'en ai fait le premier essai, avec la coloquinte, dans le traitement du *dry-belly-ache*, cette terrible colique du Nouveau-Monde. Tous les cas que j'ai rencontrés ont été guéris promptement, sans récidive, et d'une manière durable, par la même méthode modifiée suivant l'intensité de la maladie, dont les suites ordinaires sont des rechutes fréquentes, la paralysie des mains, des diarrhées presque incurables, qui faisaient périr, en peu d'années, la plupart de ceux qui en étaient une fois atteints, et enfin la lèpre que j'ai vue survenir à la suite des bains sulfureux employés contre ce mal. Au lieu de faire flairer seulement le remède, je me décidai à le donner en substance, (X°.), comme dans les autres maladies chroniques. Je n'employai que des globules de la grosseur d'un grain de moutarde, et cependant l'aggravation qui se manifesta fut excessive ; à l'instant, je fis prendre du café, par cuillerées, jusqu'à la remission des symptômes. Après six, douze ou vingt-quatre heures, suivant les circonstances, je donnais une seconde dose de coloquinte. Ordinairement, dans la première heure qui suivait l'administration du remède, il fallait de nouveau

---

(1) **M.** Hering place ici au rang des antipsoriques des substances qui jusqu'ici n'ont point été regardées comme telles, par exemple le cuivre, le musc, etc. (N. D. T.)

recourir au café ; cependant, je pouvais facilement remarquer, après cette seconde dose, que l'exacerbation était moins prompte, moins violente, et qu'on avait besoin de moins de café pour la calmer. Après un plus long intervalle, aussitôt que la maladie paraissait vouloir reprendre, j'administrais la troisième dose. Dans la plupart des cas, il n'était pas nécessaire de revenir au remède ; ce n'est que dans un bien petit nombre qu'il a fallu encore une quatrième dose. Les malades reprenaient rapidement leurs forces, et se trouvaient complètement guéris. J'en ai revu quelques-uns après trois, quatre ans, d'autres après huit, et j'ai appris qu'aucun d'eux n'avait éprouvé de rechute. La règle à suivre à cet égard est de continuer la répétition à des intervalles de plus en plus éloignés, et à faire succéder l'antidote au médicament, jusqu'à ce que l'aggravation soit supportable et régulière. C'est ainsi que j'ai souvent traité cette terrible maladie, depuis 1828 jusqu'en 1833, et toujours avec le même succès, guérissant en trois ou quatre jours, sans qu'il restât jamais d'affections consécutives. J'insiste particulièrement sur ce point, en renvoyant le lecteur à la thérapie de Hartmann (T. II, p. 493 et 494.), où il se plaint des souffrances secondaires.

La même méthode s'est montrée efficace dans d'autres maladies, avec la ciguë et le café, avec la sépia et le vinaigre ; peut-être en sera-t-il de même avec le phosphore et l'opium. On pourra en retirer de grands avantages dans les plus violens accès de goutte. Le vin, l'huile et le jaune d'œuf, peuvent être employés de la même manière. Le fréquent emploi que l'on fait de l'aconit, de l'ipécacuanha et de la camomille, etc., à titre d'intermédiaires, rentre aussi dans la même méthode. Il n'y a aucun antidote connu qui neutralise complètement l'action d'une substance ; les antidotes ne sont que des modificateurs, et le remède le plus puissant continue à agir au travers des plus faibles. Le camphre peut rarement être employé de cette manière, quoiqu'il rende, au début, l'action de presque toutes les substances moins sensible. *L'éther nitrique* ne semble atténuer les symptômes qu'en portant vers la peau l'action des remèdes. *Le foie de soufre* accélère la suppuration dans son effet secondaire, et porte également à la peau. Ces divers antidotes produisent par des moyens différens les mêmes effets salutaires que *l'arnica* et *l'eau froide*, pour les blessures. *L'arnica* fait du bien, en ce qu'il augmente l'inflammation nécessaire dans les blessures, et procure ainsi une guérison rapide ; mais comme cet effet n'est que secondaire et non point primitif, il faut bien se garder de donner ce médicament dans les inflammations dangereuses : on doit, au contraire, l'administrer toutes les fois qu'on veut provoquer l'inflammation ; il est, sous ce rapport, l'opposé de l'aconit. *L'eau froide* agit d'une manière analogue à l'*arnica*, en diminuant d'abord l'inflammation qu'elle augmente dans son effet secondaire. L'action du foie de soufre est semblable à celle de l'arnica, mais en accélérant la suppuration au lieu de l'inflammation ; on peut l'employer dans ce but avec le plus grand succès, surtout après un antipsorique convenable. Ce remède fait éviter autant d'opérations que l'aconit épargne de saignées. Jusqu'à présent j'en ai toujours fait respirer un dixième de grain de la troisième ou de la quatrième puissance, et j'ai presque toujours évité l'ouverture artificielle. La plupart du temps, les abcès et les panaris s'ouvrent d'eux-mêmes dans les vingt-quatre heures, quelquefois aussi, au bout de trois jours seulement, après avoir réitéré l'olfaction de douze à vingt-quatre fois, selon les circonstances. J'ai toujours persisté dans son emploi autant que je l'ai pu, surtout lorsque auparavant j'avais donné le *zinc*, la *silice*, l'*arsenic*, le *mercure*, la *belladone*, la *douce amère*, ou quelque autre remède, parce que je regarde l'ouverture artificielle comme un mauvais auxiliaire, surtout dans le voisinage des glandes et des vaisseaux lymphatiques. L'ouverture spontanée a toujours un grand avantage dans un traitement homéopathique, et on ne doit admettre l'opération que lorsque, placé entre deux inconvéniens, on est forcé de choisir le moindre.

Dans l'emploi rapproché de deux remèdes, surtout dans

leur répétition alternative, de même que dans la répétition
après la complète durée d'action, il convient de donner la
plus grande attention à l'analogie des symptômes. Il y a toujours de l'avantage à faire succéder les unes aux autres, des
substances analogues par leurs symptômes, mais appartenant
à des règnes, des familles et des classes différentes.

Un troisième mode de répétition, plus important encore
que le précédent, et dont on s'est beaucoup occupé dans les
dernières années, c'est l'emploi réitéré du même remède, à
de courts intervalles, jusqu'à la production de l'effet curatif.
Hahnemann en a d'abord donné l'idée par son Instruction
sur l'épreuve des substances à la trentième puissance (X), en
faisant répéter la dose de quelques globules tous les trois
jours. Hartlaub fut le premier qui rapporta la guérison
d'une maladie psorique, au moyen de sept doses réitérées.
Wolff, avant tout autre, a conseillé la répétition des remèdes comme indispensable dans plusieurs cas de maladies
chroniques; et c'est lui qui appela sur ce sujet l'attention
des praticiens.

Malheureusement je ne connais pas ce que Hahnemann a
décidé plus tard. Dans mes premiers essais sur la répétition
des doses, que je n'entrepris qu'après avoir reçu de Stapf
cette importante nouvelle, je me basai sur l'ancienne règle
de renouveler les doses à des intervalles de plus en plus éloignés. Soit que le remède n'agît pas du tout, soit qu'il ne
produisît qu'une simple aggravation, je le continuais jusqu'à ce que la réaction se prononçât avec évidence. Mais,
répété encore après cette époque, ce qui est arrivé quelquefois à des malades éloignés, malgré mes avis contraires, le remède avait presque toujours de fâcheux effets. Une autre
règle que j'ai suivie, a été de donner de suite un nouveau remède, dès que de nouveaux symptômes de quelque importance venaient à paraître, de manière à combattre ceux-ci en
même temps que les précédens.

La méthode de donner deux doses rapprochées de remèdes
à longue action, que j'avais déjà depuis long-temps appli-

quée avec succès pour la *silice*, le *charbon végétal*, et le *caustique*, a été suggérée par la répétition usitée après douze ou vingt-quatre heures, de la *bryone* et de la *fève de St.-Ignace*, lorsqu'on voit survenir une amélioration prompte, mais passagère. Il est souvent indispensable d'employer le même procédé à l'égard de *l'aimant*, en appliquant deux fois le même pôle, et ensuite le pôle contraire. Il en est de même pour *l'ellébore blanc* dans les fièvres malignes, et peut-être aussi pour la *belladone*. On a considéré cet effet comme un procédé palliatif, parce qu'on voyait la diminution rapide des symptômes être suivie d'une exacerbation; mais en définive, il ne faut y voir qu'un effet curatif passager, et non point une action palliative dans le sens de l'ancienne école. Il est tout aussi faux de regarder comme un effet palliatif, la guérison passagère de maladies chroniques avec des remèdes de courte durée. Les remèdes n'agissent palliativement qu'à grandes doses, et quand leur action primitive est le contraire des symptômes de la maladie. L'emploi même de l'opium dans certaines coliques n'est pas palliatif, car je sais positivement que l'opium les produit dans son action primitive.

1°. On peut répéter les doses, quand aucune réaction n'apparaît, aussitôt qu'on en est convaincu, que ce soit le second jour, ou quelques jours plus tard. Il ne faut jamais attendre long-temps dans les affections très douloureuses même les plus chroniques, ou dans les cas aigus; l'action curative doit alors survenir rapidement. J'ai peu d'expérience encore de la répétition des doses, le quatrième ou le septième jour; dans les occasions où je l'ai employée, le traitement traînait beaucoup trop en longueur. J'ai fait de nombreuses expériences, et avec un grand succès, en réitérant les doses de la manière suivante : On laisse agir la première dose un jour, la seconde, deux jours; la troisième, trois jours; et ainsi de suite, en augmentant l'intervalle d'un jour à chaque répétition, c'est-à-dire en donnant le remède, le premier, deuxième, quatrième, septième, onzième, seizième jour, jusqu'à ce que la réaction se prononce, ou qu'il apparaisse de nouveaux symptômes. Dans le premier cas, on attend que la réaction achève son cours ; dans le second, on oppose un remède approprié aux nouveaux symptômes.

2°. On peut réitérer les doses quand l'aggravation est trop forte, mais alors tout au plus une seconde fois. Il convient, dans un pareil cas, de donner un antidote entre les deux doses. J'ai souvent enlevé l'aggravation par l'emploi du même remède, tant pour les substances d'une courte durée, que pour celles d'une longue action, surtout depuis que je me suis assuré dans les épreuves de médicamens, que la seconde dose détruit les symptômes que la première avait fait naître. Je me suis également assuré, dans plusieurs cas, de l'efficacité des hautes atténuations contre les empoisonnemens par les mêmes substances, par exemple, le *quinquina*, *le plomb*, le *mercure*, etc. J'ai vu aussi le *café* et le *tabac*, préparés par la méthode homéopathique, agir comme médicamens chez les personnes qui en font un usage journalier sous leur forme ordinaire.

3°. On doit encore recourir à la répétition, lorsque la réaction ne se maintient pas assez long-temps, et semble n'être que palliative. Une seconde dose, donnée le jour suivant, suffit également dans la plupart des cas.

On peut souvent observer que la première dose ne produit aucun effet le premier jour, que la seconde n'excite, le deuxième jour, qu'une légère opposition qui disparaît le lendemain, et que la troisième dose donnée le quatrième jour seulement, en comptant depuis le commencement, produit une réaction plus longue et plus soutenue. Quand cela n'a pas lieu, on obtient sûrement ce résultat par une quatrième dose administrée le septième jour. Quelquefois, les répétitions doivent se faire à des intervalles moins rapprochés ; ainsi, au lieu de réitérer les doses, le premier, deuxième, quatrième, septième, onzième jour, il est préférable de le faire, par exemple, le premier, deuxième, cinquième, neuvième, ainsi de suite, ce qui ne peut jamais être décidé à l'avance. Dans tous les cas, il faut continuer jusqu'à la réaction. On doit toujours se guider pour fixer ces intervalles, bien plus par la nature de la maladie, que par la durée d'action des remèdes. Dans les maladies violentes et rapides, on n'attend pour les substances à courte action que dix à quinze minutes, et quelques heures seulement, si le remède a une action plus longue. Dans les affections moins aiguës, on attend un jour, et enfin dans les maux chroniques, quelques jours. Les intervalles suivans doivent être autant que possible plus prolongés.

La répétition de la dose, après une réaction trop courte, fait la transition au quatrième mode, celui de la répétition après une réaction long-temps soutenue. Je propose de nommer cette répétition, *renouvellement des doses*, pour la distinguer des précédentes.

Cette méthode de renouveler la dose, après avoir obtenu de la première une amélioration sensible, a été d'abord recommandée par Hartmann pour *l'aconit*. Le bon effet des fréquentes répétitions de tous les antidotes, le *camphre*, *l'éther nitrique*, la *douce amère*, *l'acide nitrique*, *le foie de soufre*, le *café*, nous engagea à essayer le renouvellement des mêmes substances dans le cas de maladies très aigues. Nous avons également éprouvé d'autres remèdes, l'*ipécacuanha*, l'*opium*, le *laurier-cerise*, etc. Enfin nous avons souvent donné avec succès quelques gouttes d'*éther nitrique* dans de l'eau, contre les suites dangereuses du refroidissement dans les fièvres nerveuses, après avoir peu de temps auparavant administré la belladone.

Hahnemann fut le premier qui indiqua l'application de cette méthode au choléra avec le *cuivre* et l'*ellébore blanc*, à cause de la marche rapide de la maladie. Je l'ai employée aussi dans d'autres affections très aigues, et j'ai obtenu des résultats satisfaisans avec le *quinquina*, la *camomille*, la *fève de St.-Ignace*, le *sumac*, la *bryone*, la *belladone*, etc. Le renouvellement des doses d'*arnica* dans les cas de coups et de blessures, rentre aussi dans ce mode de répétition.

Enfin, on a essayé les renouvellemens avec les antipsoriques dont l'action est la plus prolongée, et cela avec beaucoup de succès, non seulement dans les affections aigues,
mais dans les maladies les plus chroniques.

Cependant cette espèce de répétition semble opposée à
toutes les règles admises jusqu'ici. Si l'expérience des médecins les plus habiles et les plus dignes de foi ne parlait en
faveur de ce fait, je douterais de la possibilité de répéter
dans les maladies chroniques la dose d'un même remède
après trente, quarante, cinquante jours, quand la première
a produit une réaction convenable et soutenue. Je n'ai à cet
égard qu'un petit nombre d'expériences qui, en général, ne
sont pas favorables à cette méthode. Ce sera un des problèmes
les plus difficiles de notre thérapeutique que de fixer les règles à suivre, et les cas où il convient de recourir à ces renouvellemens qui, dans plusieurs circonstances, ne sont pas
sans inconvéniens; car j'ai toujours présens à la mémoire
certains cas où par hasard, par erreur, ou par négligence,
le remède avait été ordonné après la réaction curative suffisante d'une première dose, et j'en ai vu constamment ré-
sulter du mal. Bien plus, j'ai vu survenir les plus graves
dérangemens lorsque, pour quelque cause que ce soit, le
traitement antipsorique ayant été interrompu pendant plusieurs semaines, même pendant huit, dix, douze mois, on
le recommençait avec le remède qui l'avait terminé. Dans un
de ces cas, le malade avait pris la silice en dernier lieu;
ayant recommencé le traitement après dix mois d'interruption, les symptômes répondaient si parfaitement à la silice,
quoique tout-à-fait différens de ceux pour lesquels je l'avais
employée, que je crus pouvoir la donner de nouveau. Il sur-
vint une telle aggravation des symptômes, que j'eus beaucoup de peine à la maîtriser. Le cas ayant éveillé mon attention, je consultai mes journaux de traitemens, et je m'as-
surai que d'autres remèdes avaient produit de tout aussi
fâcheux résultats dans les mêmes circonstances, excepté cependant, lorsqu'un traitement allopatique avait neutralisé
l'action de la première dose.

Comme on ne peut plus douter que dans des cas appropriés, le renouvellement ne soit d'un excellent effet, il faut donc en rechercher les lois. Peut-être est-il dans la nature de certains remèdes de ne pouvoir être employés utilement qu'une seule fois, tandis que d'autres jouissent de cette propriété. Peut-être est-ce le caractère des maladies qu'il faut prendre pour guide.

Il convient de poser en principe qu'on ne doit avoir recours au renouvellement de la dose que lorsque les symptômes sont exactement les mêmes, bien qu'ils puissent être moins nombreux et moins prononcés. Il ne faut se permettre le renouvellement d'une troisième ou d'une quatrième dose qu'à des intervalles beaucoup plus éloignés. On doit, au contraire, se l'interdire, quand à la renaissance de la maladie on voit paraître de nouveaux symptômes à côté des anciens, lors même que ces nouveaux symptômes se trouveraient parmi ceux de la substance déjà employée. Car c'est un fait que j'ai signalé il y a quelques années, sans qu'on y ait fait attention, et que l'expérience m'a confirmé depuis, que les symptômes qui commencent à reparaître après une réaction salutaire, se retrouvent ordinairement avec des caractères identiques ou du moins très analogues parmi ceux du dernier remède administré. Dans quelques cas où cette coïncidence n'a pas lieu, comme par exemple dans celui des tumeurs osseuses survenues à la fin de l'action du carbonate d'ammoniaque, des expériences ultérieures m'ont prouvé qu'en effet cette substance était capable de les produire.

Le renouvellement de la dose est peut-être à conseiller quand, indépendamment de l'identité des symptômes, la dernière réaction a été incomplète ou interrompue. Mais il ne me paraît point convenable quand la réaction a été soutenue et salutaire. Lorsque la force vitale se trouve en quelque sorte épuisée par la force d'action d'un médicament, une nouvelle dose de ce dernier ne peut que faire du mal. Le renouvellement est à conseiller quand la cause morbifique continue à agir, soit qu'elle existe dans des alimens malsains, les

occupations journalières, les habitudes, ou dans les affections morales du malade. Les remèdes de courte durée peuvent alors se répéter avec plus d'avantage dans les cas où,
sans cesse luttant contre les variations atmosphériques, la
réaction naturelle de la force vitale manque ou se trouve af-
faiblie. C'est alors par l'emploi de l'*autopsorine* (1) et par
l'essai successif d'autres substances, que l'on obtiendra les
plus heureux résultats. Le principe du renouvellement paraît
également applicable, lorsque la permanence de la cause morbifique réside dans la maladie même, lorsque des désorganisations, des productions anormales, des changemens de substance, sont une source continuelle de désordres contre lesquels il importe de diriger l'action soutenue du remède,
comme par exemple les indurations des intestins, du cerveau
ou d'autres organes, la formation des corps durs dans les
glandes lacrymales, salivaires, dans les reins et la vésicule
du fiel, les désorganisations du cœur, les vers intesti-
naux, etc., peut-être aussi les dégénérescenses et excrois-
sances cutanées, les polypes, la lèpre, etc.; cependant l'*arsenic*, qui est spécifique dans les anévrismes, ne produit plus
aucun effet par le renouvellement des doses.

Le mode le plus important de répétition, et l'une des plus
grandes découvertes pour la pratique de notre art, est le
procédé du docteur Ægidi, médecin de LL. AA. le prince et
la princesse Frédéric de Prusse (V. Arch. XII, t. 133), qui
consiste à répéter les doses étendues dans de l'eau. Le fait
qu'il rapporte d'une guérison obtenue au moyen du phosphore donné chaque jour dans une grande quantité d'eau,
doit faire époque dans notre thérapeutique.

Comme j'ai été assez heureux, par l'intermédiaire de mon
ami le docteur But, d'obtenir, en arrivant à Philadelphie,
une clientelle nombreuse, si bien qu'au bout de deux mois

____

(1) *L'autopsorine* est le virus psorique du malade préparé comme
remède, et appliqué au traitement de la maladie dont il est le produit.
Cette nouvelle méthode de traitement a reçu le nom d'isopathie
                                                        (N. D. T.)

le nombre de mes malades dépassait trois cents, j'ai eu de fréquentes occasions de faire des essais variés sur ce genre d'emploi des remèdes. Ce mode convient éminemment chez tous les malades doués d'une grande sensibilité, dans toutes les affections très douloureuses, et dans beaucoup de maladies des enfans. Dans tous les cas où l'on ne voit presque que des effets primitifs des remèdes, ou lorsque la réaction ne s'établit pas, même par la répétition des doses, les médicamens donnés de cette manière sont très bien supportés, et leurs effets salutaires ne tardent pas à se prononcer. Une répétition de ce genre, trop long-temps continuée, avait moins d'inconvéniens, et les renouvellemens étaient mieux supportés. Les substances mal choisies produisaient aussi des symptômes; mais ceux-ci étaient plus faciles à combattre, et servaient de guide pour le choix d'un remède plus convenable. J'ai vu un malade qui pouvait à peine supporter l'olfaction d'un seul globule à la dixième puissance, sans ressentir des malaises pendant des journées entières, n'éprouver que peu de chose de la même substance prise suivant ce mode; et la réaction salutaire ne tardait pas à s'établir. Dans les essais que j'ai faits, je me suis toujours servi d'un seul globule de la grosseur d'un grain de moutarde (X), dissous dans quatre ou six onces d'eau qu'on remue dix à douze fois pour répandre la puissance médicinale. La dose que prend le malade est une cuillerée à bouche. La *camomille* et la *bryone*, répétées toutes les heures sous cette forme, m'ont rendu de grands services dans les névralgies les plus douloureuses. Cette application deviendra d'une haute importance dans les fièvres nerveuses, et peut-être aussi dans le choléra. Bientôt le médecin homéopathe donnera à ses malades autant de fioles d'eau chargée de puissance médicinale que des poudres de sucre de lait.

Il serait à désirer que l'on fît des expériences sur les dilutions au moyen d'une plus grande quantité de liquide, en commençant par exemple avec mille gouttes. Les essais seraient doublement intéressans depuis la découverte du docteur Ægidi. En fixant généralement cinq onces d'eau comme véhicule, les observations diverses auraient une base uniforme. Il est facile de diminuer ou d'augmenter les doses, suivant la susceptibilité des malades, en faisant dissoudre dans l'eau, tantôt un seul, tantôt plusieurs globules, et même une goutte entière de la dixième puissance. Dans un flacon rempli jusqu'aux deux tiers, on secouera le liquide jusqu'à cinq fois; dans un verre ordinaire, on pourra remuer jusqu'à dix fois. Cependant ces secousses et cette agitation doivent être limitées si on ne veut pas regagner la puissance médicinale dont on a obtenu la diminution par la masse du véhicule.

De cette manière nous pourrions sans crainte donner les remèdes les plus énergiques dans les maladies aiguës, et répéter à de très courts intervalles de cinq à quinze minutes, les doses des remèdes d'une action passagère. L'*ipécacuanha* donné sous cette forme (X dans cinq onces d'eau) n'agit tout au plus que pendant une demi-heure. Puisse cette application devenir bientôt générale, et conduire à d'heureux résultats. De même que la répétition des doses, dans les maladies chroniques les plus opiniâtres, nous a fait obtenir des succès plus rapides, de même cette application des remèdes étendus au moyen de l'eau sera de la plus grande utilité dans les développemens les plus aigus de la psore, et dans toutes les maladies violentes. Ainsi notre art bienfaisant parviendra à obtenir ce que jusqu'à présent on pouvait à peine en attendre.　　　　　　　　　　　　　　C. HÉRING.

PRÉFACE

DANS les précédentes éditions de l'*Organon*, j'ai recommandé de laisser une seule dose d'un médicament homéopathique bien choisi produire tout son effet, avant de la répéter, ou d'en donner un nouveau. Cette doctrine était fondée sur l'expérience, qu'en donnant une dose plus forte d'un médicament, même bien choisi (ainsi qu'on le propose depuis quelque temps par une marche rétrograde), ou bien en donnant plusieurs petites doses à de courts intervalles, on n'obtenait presque jamais de ce médicament toute l'amélioration possible, dans le traitement des maladies, et surtout des maladies chroniques. En procédant ainsi, non seulement la force vitale ne peut passer tranquillement du désaccord produit par la maladie naturelle au changement que lui imprime la maladie médicamenteuse semblable, mais encore elle éprouve un tel orage et un tel bouleversement par l'effet d'une forte dose, ou de plusieurs petites doses réitérées, quoique choisies homéopathiquement, que dans la plupart des cas, la réaction, loin de contribuer à la guérison, est plus nuisible qu'utile. Aussi long-temps donc qu'on n'avait point découvert un procédé plus salutaire que celui que j'ai enseigné autrefois, la règle de sûreté philantropique, *si non juvat, modo ne noceat*, prescrivait au médecin vraiment homéopathique, qui a pour but suprême le salut de l'humanité, de n'administrer, en général, qu'une seule dose à-la-fois, choisie bien homéopathiquement, de la donner la plus petite possible, et de lui laisser le temps d'épuiser son action. Je dis la plus petite, parce que c'est une règle homéopathique qu'aucune expérience au monde ne pourra démentir, que la dose la plus convenable, quoique la plus petite, tant pour les maladies aiguës que pour les maladies chroniques, est toujours l'une des plus hautes atténuations (X). Cette vérité, propriété inestimable de l'homéopathie pure, la séparera des fausses sciences par un abîme immense, aussi longtemps que l'allopathie, et la nouvelle secte qui mêle l'homéopathie et l'allopathie, continueront à ronger comme un cancer la vie des malades, et à la miner par de grandes et très fortes doses de médicament.

D'un autre côté, la pratique nous montre qu'une seule de ces petites doses suffit, dans quelques maladies très légères, pour opérer tout le bien qu'on peut attendre de ce médicament, surtout chez les enfans et les adultes très délicats et très irritables. Cependant, dans la plupart des cas, soit des maladies chroniques très développées, aggravées par des médicamens mal choisis, soit dans des maladies aiguës, violentes, une seule petite dose, dont les forces ont été développées par la préparation homéopathique, ne peut suffire pour produire tout l'effet salutaire qu'on peut en attendre; plusieurs doses sont nécessaires pour élever la force vitale à un degré pathogénétique suffisant, et rendre la réaction salutaire assez puissante pour détruire complètement toute la portion de la maladie primitive qu'il est au pouvoir du médicament d'anéantir. En pareil cas, le médicament le mieux choisi, administré une seule fois en petite dose, procure, il est vrai, une amélioration légère, mais qui n'est point durable.

Le médecin homéopathique soigneux ne se hasardait pas à répéter la même dose d'un médicament à peu de distance l'une de l'autre ; car l'expérience et une observation attentive lui apprenaient qu'au lieu de procurer du soulagement, il produisait le plus souvent des effets nuisibles ; il voyait ordinairement des aggravations là où il répétait plusieurs jours de suite même la plus petite dose des médicamens les plus convenables.

Là où le médecin était assuré du choix vraiment homéopathique du médicament, et dans l'espoir de procurer au malade un plus grand soulagement que celui qui était produit par une seule petite dose, il lui vint naturellement à l'idée de renforcer cette dose, qui, par les motifs indiqués plus haut, devait être unique, et de donner, par exemple, au lieu d'un globule d'un médicament imprégné des plus hautes dilutions, 6, 7, 8 globules à-la-fois, et même une demi-goutte ou une goutte entière. Mais, presque sans exception, le résultat fut moins favorable qu'il n'aurait dû l'être; souvent même il était très nuisible et engendrait des accidens qu'il était difficile de réparer chez un malade traité par une telle méthode.

Cependant rien n'indique la nécessité de donner à de plus grandes doses des médicamens moins atténués.

L'expérience démontre aussi que l'augmentation des doses uniques d'un médicament homéopathique, jusqu'au degré d'excitation pathogénétique nécessaire pour rendre la réaction salutaire, ne répond pas au résultat désiré. La force vitale se trouve de cette manière trop subitement et trop violemment attaquée et excitée pour avoir le temps de reprendre son équilibre par une réaction graduelle, égale et salutaire. Pour y parvenir, elle s'efforce de repousser, par le vomissement, la diarrhée, la fièvre et les sueurs, le médicament à trop haute dose qui fond sur elle comme un ennemi, et elle détruit ou élude en totalité ou en partie le but du médecin imprudent. En suivant cette marche, on n'obtient que très peu et même aucun bien pour la guérison de la maladie; au contraire, on voit le malade s'affaiblir, et il faut renoncer pour long-temps même à l'idée de répéter la plus petite dose de ce médicament qui agirait sur lui d'une manière nuisible.

Une succession des plus petites doses données à de courts intervalles dans le même but, s'accumule dans l'organisme et y produit une sorte de dose exagérée qui, à peu d'exceptions près, produit le même effet nuisible. La force vitale se trouve pressée et attaquée par ces doses, quoique petites, sans avoir le temps de se remettre de l'une à l'autre; incapable de réagir d'une manière salutaire, elle est forcée de se soumettre passivement aux suites inévitables de la maladie médicale trop forte dont on l'a accablée. Cet effet est celui que nous observons journellement dans l'abus allopathique des doses considérables d'un même médicament, au grand détriment des malades.

Pour éviter la fausse marche que j'ai signalée et donner le remède choisi, de telle manière que, sans danger pour le malade, il parvienne au plus haut degré de son action, et fasse tout le bien possible dans un cas donné, j'ai suivi dans les derniers temps une marche particulière qui atteint plus sûrement le but qu'on ne l'a fait jusqu'ici.

J'ai reconnu que, pour trouver le véritable juste-milieu, on devait se diriger d'après la nature des médicamens divers, d'après la constitution du malade et le degré de la maladie. Ainsi, pour donner un exemple de l'emploi du soufre dans les maladies chroniques (psoriques), la plus petite dose (teint. sulf. X°.) ne peut pas être répétée avec avantage, même chez les personnes robustes dont l'affection psorique est très développée, plus souvent que tous les sept jours. On doit encore allonger cette période, lorsque le malade qu'on soigne est faible et très irritable; on fait bien, en pareil cas, de ne répéter les doses que tous les 9°., 12°. et 14°. jours, ce que l'on continue aussi long-temps que le médicament produit une action salutaire. On trouve alors (en conservant le soufre pour exemple) que dans les maladies chroniques, il ne suffit pas de donner moins de 4, et souvent 6, 8, et même 10 doses (teint. sulf. X°.), pour détruire complètement la portion de la maladie que le soufre a la puissance de guérir. Il est bien entendu qu'il n'a pas été fait précédemment un abus allopathique du soufre. Ainsi, une gale nouvellement née (primitive) chez une personne qui n'est pas trop faible, alors même qu'elle a couvert tout le corps, *se guérit parfaitement* en dix ou douze semaines (et par conséquent avec dix ou douze globules, teint. sulf. X°., réitérés tous les sept jours), et souvent même on n'a pas besoin de recourir à quelques doses de charbon végétal X°., pris à sept jours de distance. Cette méthode n'exige aucun traitement extérieur, si ce n'est de changer souvent de linge, et de suivre un bon régime.

Lorsque, dans d'autres maladies chroniques, on juge, selon toute probabilité, que huit, neuf, dix doses de teint. sulf. X°. sont nécessaires, il est plus avantageux, au lieu de les donner l'une après l'autre sans interruption, d'intercaler entre chaque trois doses une dose d'un autre remède qui, après le soufre, est le plus homéopathique, et de la laisser agir de même huit, neuf, quatorze jours avant de recommencer une nouvelle série de trois doses de soufre. Le meilleur remède intermédiaire devra être de préférence celui dont on jugera utile de donner quelques doses à un intervalle de huit à quatorze jours, après avoir achevé celles du soufre. Cependant, il n'est pas rare que la force vitale s'oppose à laisser agir tranquillement sur elle plusieurs doses de soufre, quelque nécessaires qu'elles soient pour la guérison des maladies chroniques, même dans les intervalles indiqués; alors elle manifeste cette répugnance par de légers symptômes particuliers au soufre qui se montrent chez le malade pendant le traitement. Dans ce cas, il est conseillé de laisser agir une petite dose de noix vomique X°. pendant huit à douze jours, afin de disposer la nature à supporter l'action du soufre qui, à doses continuées, exercera une action calme et bienfaisante. Dans des cas convenables, on doit donner la préférence à la pulsatille X°.

Mais lorsqu'on a fait un abus allopathique du soufre à hautes doses (même plusieurs années auparavant), la force vitale se montre récalcitrante à laisser agir d'une manière salutaire le soufre, quoique très indiqué; il cause même une augmentation du mal chronique à la plus petite dose, et seulement en faisant respirer un globule de la grosseur d'un grain de moutarde, imprégné de la teinture sulf. X°. C'est l'un des cas des maladies chroniques qu'il est presque impossible au meilleur traitement d'améliorer, et l'un des nombreux exemples de ces maladies dénaturées par l'ancienne école, qui seraient à jamais déplorables, s'il n'existait pas des moyens d'y porter remède.

Il suffit, en pareil cas, de faire respirer une seule fois fortement au malade un globule de la grosseur d'un grain de moutarde imprégné de mercure métallique X°., et de laisser agir cette inspiration environ neuf jours, pour disposer de nouveau la force vitale à recevoir l'influence bienfaisante du soufre, au moins par l'inspiration de la teinture soufrée X°. Voilà une découverte dont nous sommes redevables au docteur Griesselich de Carlsruhe.

Pour obtenir des autres médicamens antipsoriques toutes les guérisons qu'ils peuvent produire, on n'a pas besoin de donner autant de doses à de pareils intervalles, à l'exception peut-être du phosphore X°. La sépia et la silice, quand elles sont indiquées homéopathiquement, doivent être administrées sans remède intermédiaire à de plus longs intervalles. Le foie de soufre calcaire X°. ne peut être pris ni même respiré à des intervalles moindres de quatorze à quinze jours.

Il est bien entendu que pour se permettre une telle répétition de doses, le médecin doit être bien convaincu du choix vraiment homéopathique du médicament.

Dans les maladies aiguës, la répétition du remède convenablement choisi doit être dirigée d'après la marche plus ou moins rapide de l'affection qu'on veut combattre, de manière que, s'il est nécessaire, on répète les doses au bout de 24, 16, 12, 8, 4 heures, et même plus souvent si le remède, qui agit sans obstacle et sans développer de nouveaux symptômes, améliore l'état, mais pas assez promptement eu égard à la marche dangereuse et rapide de la maladie aiguë. Ainsi, dans la maladie le plus promptement mortelle que nous connaissions, le choléra, il faut donner au début, toutes les cinq minutes, une ou deux gouttes de la solution étendue de camphre. Dans le choléra plus développé, si l'on veut porter un secours prompt et certain, il faut également administrer des doses de cuivre, de veratrum, de phosphore, etc. (X°.), toutes les deux ou trois heures, quelquefois aussi d'arsenic, de charbon végétal, etc., à des intervalles aussi courts.

Dans le traitement des fièvres dites nerveuses et d'autres fièvres continues, on règle également la répétition du médicament salutaire aux plus petites doses, d'après les préceptes exposés plus haut.

Dans les maladies syphilitiques pures, j'ai reconnu qu'ordinairement une seule dose de mercure métallique X°. était suffisante. Mais lorsqu'il y avait la moindre complication avec la psore, il était nécessaire de donner deux ou trois doses à l'intervalle de six à huit jours.

Les médicamens homéopathiques agissent de la manière la plus sûre et la plus puissante, surtout sous forme de vapeur, en odorant et en inspirant l'émanation continuelle d'un globule imprégné de la préparation liquide d'un remède au plus haut degré d'atténuation, et renfermé dans une petite fiole sèche. Le médecin fait placer le flacon débouché dans l'une des narines du malade qui en inspire l'air; et lorsqu'on veut renforcer la dose, il fait également flairer par la seconde narine plus ou moins fortement selon que le cas l'exige; ensuite il remet la fiole bien bouchée dans son étui de poche pour éviter qu'on n'en fasse abus. *De cette manière, le médecin, s'il ne veut pas, n'a pas besoin de pharmacien pour opérer les guérisons.* Un globule, dont dix à vingt pèsent un grain, imprégné de l'atténuation au trentième degré, et ensuite séché, conserve sa force complète, *sans aucune diminution*, pendant dix-huit à vingt ans (aussi loin que remontent mes expériences), et quoique la fiole ait été ouverte mille fois, pourvu qu'elle ait été garantie de la chaleur et du soleil. Si les narines se trouvent bouchées par un corysa sec ou des polypes, le malade inspire par la bouche, en tenant l'ouverture de la fiole entre ses lèvres. Pour les petits enfans on tient le flacon très rapproché sous l'une et l'autre narine pendant leur sommeil, et l'on peut être certain de l'effet. Cette inspiration de la vapeur médicinale touche sans obstacle les nerfs des parois des cavités qu'ils parcourent, et imprime une modification salutaire à la force vitale, de la manière la plus douce et la plus active, avec beaucoup plus d'avantage que par les substances prises par la bouche. Tout ce qui peut être guéri par l'homéopathie (et quelles sont les maladies qui lui résistent, excepté celles qui exigent l'application des moyens chirurgicaux?), aussi bien les affections aiguës que les maladies chroniques qui n'ont pas été dénaturées par l'allopathie, sont guéries de la manière la plus douce et la plus efficace par l'inspiration. Depuis plus d'un an, je ne connais pas un exemple sur cent parmi les nombreux malades soignés par moi et par mon aide, dont les affections aiguës ou chroniques n'aient point cédé, de la manière la plus satisfaisante, au traitement par la seule respiration. Pendant la dernière moitié de cette année, je suis parvenu à la conviction (ce que personne n'aurait pu me faire croire auparavant) que par cette inspiration la force du médicament agit sur le malade de la même manière, dans un degré de force au moins égal, et même plus doucement, que par les doses prises par la bouche, et que par conséquent les intervalles à laisser entre les respirations ne doivent pas être moins longs que ceux des doses matérielles prises par la bouche.

— Samuel Hahnemann.

Côthen, Mai 1833.

AVANT-PROPOS

DU PRÉCIS DES MÉDICAMENS ANTIPSORIQUES.

L'ACCUEIL favorable fait à mon Répertoire m'impose le devoir d'offrir aux nombreux partisans de la doctrine homéopathique ce petit travail qui doit être considéré comme la seconde partie du Répertoire. Il ne sera pas d'une faible utilité, aux commençans surtout, pour les diriger dans la recherche du médicament convenable.

Dans une précédente préface, j'ai déjà insisté sur la nécessité de choisir, avec le plus grand soin, *un médicament qui n'offre rien de contradictoire dans son action sphérique.* Ce choix en effet n'est pas aussi facile qu'on pourrait le croire, et très souvent on entend ceux qui ne sont pas encore assez versés dans l'homéopathie, se plaindre de ce que la série des symptômes de chaque médicament fournit la matière d'un tableau de maladies semblables à celle qu'ils ont à traiter.

Cette assertion toutefois est dénuée de fondement, et prouve seulement qu'on a une très fausse idée de la loi des *semblables.* Parmi les effets de plusieurs médicamens antipsoriques, on trouve, il est vrai, un grand nombre de symptômes qui indiquent leur application dans beaucoup de maladies chroniques dont Hahnemann a fait l'énumération dans son premier volume, p. 138, et qui ont le même nom collectif, sans pourtant avoir entre elles aucune ressemblance.

Mais chaque médicament a ses propriétés déterminées, et il n'y en a pas deux entre tous qui soient semblables sous ce rapport ; on peut en acquérir la preuve en comparant le charbon végétal avec le charbon animal, le phosphore avec l'acide phosphorique. Par cette raison, il n'existe jamais qu'un seul médicament qui soit réellement convenable et salutaire. Cette vérité est fondée sur la nature de l'homéopathie et sur un millier d'expériences déjà faites et qu'on répète tous les jours. Il est donc de la plus grande importance pour tout médecin qui veut guérir avec sécurité par l'homéopathie et éviter les nombreuses méprises dans le choix du médicament salutaire, de connaître et de prendre pour direction les propriétés caractéristiques de chaque médicament. Assez souvent les homéopathes les plus exercés rencontrent des cas qui produisent en eux de l'hésitation et du doute sur un pareil choix. Ce n'est qu'en comparant scrupuleusement les symptômes physiques et moraux que le médicament soumis à notre investigation détermine sur le corps humain, qu'on parviendra à lever tous les doutes, et souvent c'est une très petite circonstance qui forme notre décision. On ne peut être certain d'obtenir l'effet désiré que lorsque tout est strictement convenable; et l'on peut démontrer qu'il a été commis une erreur quand le médicament donné, même à la plus petite dose, n'a pas, ou a produit seulement une action salutaire insuffisante, à moins toutefois qu'on n'ait déjà abusé du même médicament; ou que la force de réaction vitale ne soit éteinte. Cette conviction, puisée dans l'expérience, et la difficulté de trouver promptement dans les ouvrages originaux le médicament qu'on désire, m'ont déterminé à joindre au Répertoire un précis de l'action sphérique principale et des propriétés caractéristiques des médicamens antipsoriques. Du moment où les médicamens entre lesquels on doit choisir seront réduits à un petit nombre, on parviendra, en les comparant entre eux, à trouver le plus convenable avec facilité et sans perte de temps. On apportera ainsi toute la sécurité désirable dans un objet aussi grave et aussi important que la santé des hommes. Ce résumé m'a fourni beaucoup d'avantages et de grandes facilités, et c'est à lui que je dois les heureux résultats qui ont couronné les débuts de ma carrière.

Aussi mes plus intimes amis me témoignaient-ils le regret que ce travail concis qui leur avait été si utile, manquât à mon Répertoire. C'est pour répondre à leur désir, et après avoir reçu le consentemnt de notre vénérable maître, que je livre cet ouvrage à l'impression, sans craindre d'avoir ajouté à la littérature homéopathique un livre inutile.

Les premiers rudimens de ce résumé ont été puisés naturellement dans les préfaces et les avant-propos de Hahnemann. J'y ai ajouté peu à peu tout ce que la pratique m'a démontré de certain : *ce sont en général les résultats de ma propre expérience et de celle des autres.* Je n'ai cru devoir adopter que les propriétés particulières caractéristiques d'un médicament, celles qu'on retrouve rarement ou jamais dans les autres, et lorsque aucun doute ne s'élève sur la vérité des observations. Ainsi s'est formée peu à peu la collection actuelle des propriétés caractéristiques des médicamens antipsoriques, qui présente un tableau aussi clair que facile à comprendre de l'action sphérique principale de la plupart d'entre eux.

Pour que le nombre des symptômes ne fût point trop étendu, et que leur ensemble ne fût point difficile à saisir, on a dû supprimer tout ce qui paraissait superflu, et ce qu'on pouvait aisément trouver ailleurs ; par exemple, ce qui concerne l'augmentation et la diminution des symptômes en général, d'après l'heure de la journée, la situation et les circonstances extérieures. La section du Répertoire intitulée : *Sensations générales,* offrira toutes les notions qu'on peut désirer à cet égard. J'ai donc cru qu'une répétition de tout ce qui est dit à cette section était d'autant plus inutile, que l'on doit, pour bien faire, se servir des deux ouvrages ensemble. Je me suis donc restreint à n'adopter que ceux des symptômes de ce genre qui se prononcent avec certitude, et que je ne pouvais omettre sans rendre mon travail incomplet.

Dans un pareil ouvrage, on peut facilement faire trop ou trop peu, et tandis que l'un se plaint de sa fatigante longueur, l'autre accuse son excessive briéveté. Satisfaire tout le monde est chose impossible. Je renvoie les censeurs de mon livre à mes précédentes observations. Une telle critique serait désirable si elle sortait de la plume d'un homéopathe expérimenté : car on pourrait attendre d'elle l'augmentation des faits et des observations positives, seul moyen d'amener notre science, nouvelle encore, à sa parfaite maturité. Toutefois, pour satisfaire autant que possible aux uns et aux autres, j'ai noté en caractères italiques tout ce qui méritait une distinction particulière.

Puisse mon but n'être point méconnu et mon ouvrage servir aux commençans à trouver le vrai médicament, qui est sans prix pour le salut de l'humanité !

C. DE BÖNNINGHAUSEN.

Munster, décembre 1832.

I. *Médicamens intermédiaires dans les maladies chroniques.*

Café (Xo. Respiré). Quand il y a trop grande sensibilité, endolorissement trop considérable des parties malades, dépit intérieur et insomnie.

Foie de soufre calcaire (Xo. R.). Alternativement avec *l'acide nitrique* dans la surexcitation occasionnée par l'abus du mercure.

Magnétisme animal dans la faiblesse nerveuse en général.

Magnétisme minéral, pôle boréal. Lorsqu'il y a excès d'irritabilité avec tremblement, inquiétudes continuelles dans les membres, anxiété scrupuleuse, appréhension et grande faiblesse nerveuse.

Noix vomique (X°. R.). Dans l'excessive irritation du système nerveux, l'extrême sensibilité des organes des sens, la disposition à s'effrayer, l'anxiété, l'envie de rester couché, la répugnance pour le grand air, le caractère violent, rétif et entêté, et dans les règles qui paraissent trop tôt, ou se traînent trop long-temps.

Opium (X°. R.). Lorsqu'il y a défaut d'irritabilité nerveuse, et manque de réaction vitale. Dans ce cas aussi quelquefois, *acide nitrique* (X°. R.), *charbon végétal* (X°. R.), laurier-cerise (X°. R.), musc (X°. R.), soufre (X°. R.).

Pulsatille (X°. R.) à des intervalles convenables alternativement avec la *noix vomique* pour calmer l'excès d'irritabilité nerveuse. Dans quelques cas rares d'une telle irritabilité, on aura recours à l'azaret, la camomille, la fève de Saint-Ignace, l'herbe aux chats, la valériane, lorsque ces médicamens correspondent à l'état général.

3.

II. *Circonstances qui troublent le cours d'un traitement.*

Causes morales.

Amour avec affliction calme. On donne fève de St.-Ignace (X°. Respiré).

Amour malheureux avec jalousie. Jusquiame (X°. R.).

Chagrin avec colère, violence et emportement. Camomille (X°. R.).

Chagrin qui produit une contrariété taciturne, de l'affliction ou de la honte. Fève de St.-Ignace (X°. R.).

Chagrin avec dépit, et à-la-fois frissons et froid du corps. Bryone (X°. R.).

Chagrin avec indignation; on jette ce qu'on tient à la main. Staphisaigre (X°. R.).

Frayeur réunie au chagrin. Aconit (X°. R.).

Frayeur qui laisse de la peur aussitôt après. Opium (X°. R.).

Frayeur suivie de tristesse. Fève de St.-Ignace (X°. R.).

Nostalgie avec rougeur des joues et insomnie nocturne. Poivre de Guinée (X°. R.).

Causes physiques.

Brûlure de la peau. Applications de compresses d'esprit-de-vin chaud, ou d'huile de térébenthine (chauffés au bain-marie).

Contusions et plaies. Arnica (X°. R.).

Entorses et luxations. Dans quelques cas, arnica (X°. R.), le plus souvent sumac vénéneux (X°. R.).

Estomac; surcharge de l'estomac. Le jeûne et un peu de café.

Dérangement de l'estomac avec fièvre gastrique, frissons et froid. Bryone (X°. R.).

Dérangement de l'estomac par des choses grasses et surtout la viande de porc. Pulsatille (X°. R.).

Dérangement de l'estomac avec renvoi d'alimens pris, nausées et vomiturition. Antimoine cru (X°. R.).

Refroidissement de l'estomac, par exemple par des fruits. Arsenic (Xo. R.), et quelquefois pulsatille (Xo. R.).

Faiblesse par perte des humeurs (sueurs, pollutions). Quinquina (Xo. R.).

Hernies (Sortie des). Le plus usité, noix vomique (Xo. R.).

Ivresse (Suite de l'). Noix vomique (Xo. R.).

Refroidissement général. Noix vomique (X°. R.).

Refroidissement avec corysa, perte de l'odorat et du goût. Pulsatille (Xo. R.).

Refroidissement suivi de diarrhée. Douce amère (X°. R.).

Refroidissement suivi d'accès d'étouffement. Ipécaçuanha (III. R.).

Refroidissement suivi de fièvre et de chaleur. Aconit (X°. R.).

Refroidissement suivi de pleurs et de douleurs. Café (Xo. R.).

RÉSUMÉ

DES MÉDICAMENS ANTIPSORIQUES.

1. — *Acide muriatique* (Hydrochlorique). Muriaticum acidum. Matière médicale pure, vol. v, p. 98. Hartlaut et Trinks, t. III, p. 225. Nombre des symptômes, 482. Durée d'action, 5 semaines et plus. Antidote?

2. — *Acide nitrique* (azotique). Nitri acidum. Hahn., Mal. chron., II, 516. N. d. s., 803. D. d'act., 40 jours. Antid. Camph.

3. — *Acide phosphorique.* Acidum phosphoricum. M. m. p., v, 188. N. d. s., 679. D. d'a., 40 jours. Antid. Camph. Caf.

4. — *Acide sulfurique.* Sulphuricum acidum. Arch., I-II,

3, 190. Ann., III, 341. N. d. s., 467. D. d'a., 4 sem. et plus. Antid. Puls.

5. — *Agaric tue-mouches*, oronche faux. Agaricus musca-rius. Arch., IX, 1, 173. — X, 2, 167. Com. prat., 1828. 41. H. et T., III, 167. N. d. s., 537. D. d'a., 40 j. et plus. Antid. Vin. Camph. Puls.

6. — *Alumine*. Alumina, aluminium oxyd, argilla pura, terra aluminosa. Arch., IX, 3, 188. H. et T., II, 80. N. d. s., 1,192. D. d'a., 40 j. et plus. Antid. (Camph.?) Camom. Ipec.

7. — *Ammoniaque* (Carbonate d'). Ammonium carbonicum. Hahn., Ch., II, 238. H. et T., II, 177. N. d. s., 687. D. d'a., 36. j. et plus. Antid. Chaux. Souf. Camph.

8. — *Anacardier*. Fève de Malac. Semecarpus anacardium. Arch., II, 1, 153. N. d. s., 484. D. d'a., 30 j. Antid. (Camph.?) Noix du noyer, juglans.

9. — *Arsenic blanc*. Arsenicum album. M. m. p., II, 68. H. et T., I, 285. — III, 125. N. d. s., 1,055. D. d'a., 36 j. et plus. Antid. Ipecac. Noix vom. Sureau. Contre les très grandes doses, solution de savon.

10. — *Baryte*. Protoxide de barium. Baryta, terra ponde-rosa pura. Hahn., Chron., II, 32. H. et T., III, 128. N. d. s., 627. D. d'a., 40 à 50 j. Antid. Camph.

11. — *Belladone*. Morelle furieuse. Atropa belladona. M. m. p., I, 11. N. d. s., 1,440. D. d'ac., 5 sem. et plus. Antid. Caf. Foie de souf. Jusq. Op. Puls. Vin.

12. — *Caustique*. Causticum. Tinctura acris sine kali. Hahn., Chr., II, 311. H. et T., II, 162. — III, 120. N. d. s., 1,381. D. d'a., 50 j. et plus. Antid. Éth. nit.

13. — *Charbon animal*. Carbo animalis. Hahn., Chron., II, 359. H. et T., III, 269. N. d. s., 445. D. d'a., 36 j. Antid. Camph.

14. — *Charbon végétal*. Carbo vegetabilis. Hahn., Chron., II, 296. N. d. s., 930. D. d'a., 36 j. Antid. Camph. Ars. Café.

15. — *Chaux carbonatée*. Sous-protocarbonate de calcium.

Calcarea carbonica. Hahn.; Chron.; ii, 61. H. et T., iii,
216. N. d. s., 1,091. D. d'a., 50 j. et plus. Antid.
Camph. Éther nit.

16. — *Ciguë ordinaire*. Cicuta vulgaris. Conium macula-
tum. Hahn., Chr., ii, 442. N. d. s., 700. D. d'a., 30-35
j. Antid. Caf. Éth. nit.

17. — *Clématite droite*. Clematis erecta. Arch., vi, 1. —
Comm. prat., ii, 80. N. d. s., 151. D. d'a., 5 sem. et
plus. Antid. Bryon. Camph.

18. — *Coloquinte*. Cucumis colocynthis. M. m. p., vi, 172.
N. d. s., 250. D. d'a., 30-40 j. Antid. Caust. Camom.

19. — *Digitale pourprée*. Digitalis purpurea, M. m. p., iv,
67.—H. et T., iii, 159. N. d. s., 561. D. d'a., 6 sém.
et p. Antid. Opium.

20. — *Douce amère*. Solanum dulcamara. M. m. p., i, 95.
H. et T., i, 291. N. d. s., 452. D. d'a., 30-40 j.
Antid.?

21. —*Étain*. Stannum. M. m. p., vi, 280. N. d. s., 660.
D. d'a., 5 sem. et plus. Antid. Puls.

22. —*Euphorbe*. Euphorbia officinarum. Arch., vi, 3. H.
et T., i, 300. Comm. prat., ii, 81. N. d. s., 294. D. d'a.,
presque 7 sem. Antid. Camph. Suc de citron.

23. —*Foie de soufre calcaire*. Protoxi sulfure de calcium.
Hépar sulfuris calcarea. M. m. p., iv, 319. N. d. s., 298.
D. d'a., 8 sem. et plus. Antid. Bell. Acid. végét.

24. — *Garou (Écorce de)*. Daphné mezereum; cortex.
Arch., iv, 2, 119. N. d. s., 569. D. d'a., 45-50 j. Antid. Camph. Merc.

25. — *Gaïac*. Guajacum officinale. M. m. p., iv, 135. N.
d. s., 145. D. d'a., 5 sem. et p. Antid.?

26. — *Graphite*, carbure de fer. Graphites. Hahn., Chr., i,
147. H. et T., iii, 176. N. d. s., 784. D. d'a., 40-50 j.
Antid. Vin. Ars. Noix vom.

27. — *Iode*. Iodium., Hahn., Chron., i, 187. H. et T., ii,
227 et 355. N. d. s., 649. D. d'a., 6 sem. et plus. Antid.?

28. — *Lycopode.* Lycopodium clavatum. Hah., Chron., 199. H. et T., ii, 255. N. d. s., 830. D. d'a., 40-50 j. Antid. Camph. Puls.

29. — *Magnésie.* Sous-carbonate de magnesium. Magnesia carbonica. Han., Chron., i, 265. H. et T., ii, 257. N. d. s., 929. D. d'a., 45-50 j. Antid.?

30. — *Mangnésie muriatique.* Hydrochlorate de mangnésie. Hahn., Chron., i, 275. H. et T., iii, 237. Ann., iv, 134. N. d. s., 655. D. d'a., 40-50 j. Antid. Camph.

31. — *Manganèse.* Tetroxide de manganèse. Manganum manganesium. M. m. p., vi, 53. H. et T., ii, 209. N. d. s., 455. D. d'a., 40 j. Antid. Caf.

32. — *Mercure.* Mercurius vivus (antisyphilitique). M. m. p., i, 348. N. d. s., 1,264. D. d'a., 2-3 sem. Antid. Ac. nitr. Assa. camph. Quinq. électr. garou. Foie de s. c. Op. Salsep. Souf.

33. — *Nitre.* Nitrum, kali nitricum. Arch., xi, 1, 195. Ann., iii, 1101. N. d. s., 312. D. d'a., 4 sem. et plus. Antid. Éth. nit.

34. — *Or.* Aurum foliatum. M. m. p., iv, 98. N. d. s., 358. D. d'a., 4 sem. et plus. Antid.?

35. — *Petrole.* Petroleum. Oleum petrae. Hah., Chr., ii, 1. N. d. s., 623. D. d'a., 40 j. Antid. Noix vom.

36. — *Phosphore.* Phosphorus. Hah., Chron., ii, 43. H. et T., i, 201.—ii, 307. N. d. s., 1,859. D. d'a., 40 j. et plus. Antid. Camph. Caf. Noix vom. Vin.

37. — *Platine.* Platina. Arch., i, 1. N. d. s., 442. D. d'a., 5-6 sem. et plus. Antid. Puls.

38. — *Potasse.* Kali carbonicum. Hahn., Chr., ii, 488. H. et T., iii, 193. N. d. s., 1,356. D. d'a., 6 sem. et plus. Antid. Camph. Caf. Ether nit.

39. — *Rosage.* Rhododendron chrysanthum. Arch., v. x, 13. Com. Prat., ii, 31. N. d. s., 540. D. d'a., 5-6 sem. Antid. Camph. Clém. Sumac.

40. — *Salsepareille.* Smilax salsaparilla. M. m. p., iv, 223.

H. et T., ii, 3i5. N. d. s., 492. D. d'a., 5 sem. et plus.
Antidote?

41. — *Sel commun.* Natrum muriaticum. Hahn., Chron.,
ii, 549. N. d. s., 897. D. d'a., 4o-5o j. Antid. Ether
nitr. Camph.

42. — *Sénéga.* Poligala senega. Arch., ix, 2. N. d. s., 4o7.
D. d'a., 4 sem. et plus. Antid. Arn. Bell. Bry. Camph.

43. — *Sépia.* Succus sepiae. Hahn., Chron., ii, 2o8. H.
et T., iii, 218. N. d. s., 1,258. D. d'a., 4o-5o j. Antid.
Chaux. Souf. Camph.

44. — *Silice.* Terra silicea. Hahn., Chron., ii, 198. H. et T.,
iii, 218. N. d. s., 576. D. d'a., 4o-5o j. Antid. Chaux.
Souf. Camph.

45. — *Soude.* Natrum carbonicum. Hahn., Chron., i, 283.
H. et T., iii, 290. N. d. s., 935. D. d'a., 3o-4o j. Antid.
Camph.

46. — *Strontiane.* Strontiana carbonica. H. et T., iii, 72.
N. d. s., 391. D. d'a., 4o j. et plus. Antid. Camph.

47. — *Soufre.* Sulphur. Hahn., Chr., ii, 612. H. et T., iii,
334. N. d. s., 1,375. D. d'a., 4o-5o j. Antid. Camph.
Camom. Puls. Sep. Noix v.

48. — *Thuya.* Thuja occidentalis. M. m. p., v, 122. N. d. s.,
634. D. d'a., 3 sem. Antid. Camph.

49. — *Vesse-loup des bouviers.* Lycoperdon bovista. H. et
T., iii, 1. N. d. s., 64o. D. d'a., 5o j. Antid. Camph.

5o. — *Zinc.* Zincum. Hahn., Chron., ii, 243. H. et T., i,
338.—ii, 346. N. d. s., 1,356. D. d'a., 3o-4o j. Antid.
Camph. Foie de s. c. Fèv. de St.-Ign.

SYMPTOMES ESSENTIELS

DES

MÉDICAMENS ANTIPSORIQUES.

ORDRE DES SYMPTOMES.

Tête, vertiges, céphalalgie intérieure et extérieure, cheveux, front.

Yeux, vue.

Oreilles, ouïe.

Nez, odorat.

Face en général, joues.

Lèvres.

Mâchoire inférieure, menton, glandes sous-maxillaires.

Cavité de la bouche.

Dents, gencives.

Langue, paroles, salive.

Goût, faim, soif.

Gorge, pharynx.

Rapports, hoquet, pyrosis.

Nausées, vomissemens.

Région précordiale, estomac.

Hypochondres.

Ventre, nombril, hypogastre, région inguinale.

Selles.

Rectum, anus, périné.

Urines, vessie, urètre.

Organes génitaux, appétit vénérien, menstruation leucorrhée.

Éternuement, corysa.

Voix, enrouement.

Larynx, trachée.

Respiration.

Toux.

Poitrine.

Cœur.

Cou extérieur, nuque.

Omoplates, dos, région lombaire, sacrum.

Membres supérieurs.

Membres inférieurs.

Os.

Peau.

Sensations générales.

Fièvre, transpiration.

Sommeil et rêves.

Troubles de l'esprit, de la mémoire, moral.

Notes pratiques.

ACIDE MURIATIQUE. (*Acidum muriaticum.*)

Durée d'action, cinq semaines. — Antidote?

Tête. — Vertige tournoyant avec marche vacillante. — *Pesanteur à l'occiput* avec obscurcissement des yeux. — Céphalalgie comme si le cerveau était déchiré et brisé. — Céphalalgie diminuée par l'exercice, augmentée par le mouvement des yeux, et en se redressant dans le lit. — Eruption boutonneuse au front et sur les tempes.

Yeux. — Tuméfaction des paupières. — On ne voit que la moitié des objets et verticalement.

Oreilles. — Serrement de crampe, et comme une étreinte dans l'oreille. — *Dureté de l'ouïe.* — Eruption à l'oreille et aux lèvres.

Face. — En marchant au grand air, les joues deviennent rouges et brûlantes, sans soif.

Dents. — Fourmillement dans les dents inférieures.—Odontalgie qui augmente par les boissons froides.

Langue. — Grande sécheresse de la bouche avec paralysie de la langue. — *La langue* en parlant est *lourde,* comme s'il y avait du plomb dedans. — Ulcères profonds dans la langue.

Vomissemens. — Vomissement des alimens ingérés.

Estomac et ventre. — *Sensation de vide* dans l'estomac et le bas-ventre. — Sensation désagréable, maladive, dans l'estomac et le bas-ventre. — Pincemens violens qui commencent à la région de l'ombilic, et se propagent des deux côtés avec gargouillement.

Selles et anus. — *Évacuation de matières diarrhoïques.* — Excrétion involontaire d'une selle liquide, aqueuse, pendant qu'on urine. — Enflure des boutons hémorrhoïdaux avec douleur brûlante, cuisante. — Gonflement bleuâtre des boutons hémorrhoïdaux.— Hémorrhoïdes fluantes.

Urines et vessie. — *Fréquente envie d'uriner avec sécrétion abondante des urines.* — Ecoulement très abondant d'urines aqueuses. — *Faiblesse paralytique de la vessie et de son col.* — Tenesme urinaire.

Org. génitaux. — Sommeil de l'appétit vénérien.— *Impuissance.* — Accélération de l'époque des règles.

Voix. — *Enrouement continuel.*

Toux. — Toux avec expectoration sanguinolente.

Poitrine. — Tension douloureuse au sternum. — Au milieu et en dedans du sternum coups tranchans, avec pression obtuse à la partie postérieure de la poitrine, et oppression.

Cœur. — La nuit, battemens du cœur si violens qu'on les sent dans la face.

Dos. —*Pression douloureuse,* violente, *au dos,* comme si on avait levé quelque chose à faux, qui se dissipe par le mouvement.

Membres sup. et infér. — Déchirement, tiraillement dans les extrémités en repos, qui diminuent par le mouvement. — Marche vacillante par faiblesse des cuisses.

Os. — Le périoste de tous les os est douloureux, comme dans les fièvres intermittentes.

Peau. — Éruption croûteuse sur le dos des mains et des doigts. — Ulcères putrides aux jambes. — Ulcères brûlans à leur circonférence. —- Pustules noires.

Sensations gén. — *Faiblesse excessive* au point que les paupières tombent, quand on s'assied. — Douleur comme si toutes les articulations étaient brisées.

Fièvre et transp. — Prédominance du froid. — *Horripilations,* avec bâillemens et pendiculations *sans soif,* et non suivis de chaleur. — *Chaleur sans soif,* avec

agitation générale, et désir de se découvrir le soir.—
Sueurs nocturnes.

Sommeil. — Grande *somnolence diurne* qui se dissipe par
le mouvement. — Insomnie avant minuit. — Avant
minuit ronflement violent et *gémissemens* : on s'agite,
on parle, et *on glisse sans cesse vers le bas du lit.* —
Réveil fréquent par des frissons.

Moral. — *Concentration en soi-même* avec craintes et
anxiété. — Irrésolution avec anxiété. — Tristesse.

Notes pratiques.

Ce médicament est précieux dans les fièvres nerveuses
accompagnées de stupeur. Ruckert, 2 , 2. On doit attendre
de grands effets de son emploi dans les exanthèmes scrofuleux. Id. 3. Rau le recommande contre les apthes et le scorbut
de la bouche. C'est un puissant auxiliaire pour combattre
l'impuissance. Com. prat., 1827, 87.   (*N. D. T.*)

ACIDE NITRIQUE. (*Nitri acidum.*)

Durée d'action, 40 jours. — Antid. Camph.

Tête. — Vertiges qui forcent à se coucher. — *Céphalalgie
pulsative.* — Grande chaleur et congestion à la tête.
— Céphalalgie avec grande sensibilité au bruit des
voitures, et à la marche bruyante dans la chambre.
— Sensibilité douloureuse comme par une suppuration interne, à la partie extérieure (et postérieure) de
la tête. — Chute considérable des cheveux. — Éruption humide à la tête.

Yeux. — Paralysie de la paupière supérieure. — *Pression
dans les yeux.* — Élancement dans les yeux. — Suppuration des yeux. — *Ophtalmie à la suite de la
suppression de la syphilis.* — Voltige de points noirs
devant les yeux. — Myopie. — Vue double. —
Éblouissement à la lumière du jour. — Les yeux
entourés d'un cercle jaune s'ouvrent difficilement le
matin. — Yeux enfoncés.

Oreilles. — Sécheresse de l'intérieur des oreilles. — Bruissement, *battemens dans les oreilles.* — Obturation des oreilles. — *Dureté de l'ouïe.*

Nez. — Sécheresse du nez. — Épitaxis.

Face, lèvres et mâch. — Éruption boutonneuse à la face. — Serrement de crampe dans les joues, et les os de la pommette. — *Gonflement* des joues, des lèvres, et *des glandes sous-maxillaires.* — Ulcères à la partie rouge des lèvres.

Dents. — Odontalgie tiraillante et pulsative, le soir au lit. — Les dents deviennent jaunes.

Cavité de la bouche. — *Odeur fétide et putride de la bou-* che. — Scorbut de la bouche. — Écorchure de la langue, du palais, et de l'intérieur des gencives avec beaucoup de douleur. — Goût d'amertume à la bouche.

Salive. — Salivation.

Goût, gorge. — Brûlure dans la gorge. — *Douleur d'écorchure dans la gorge.* — Goût acide avec brûlure dans la gorge. — Dégoût pour la viande.

Soif. — Soif (dans la suppuration des poumons).

Rapports. — Après avoir bu vite, il remonte une gorgée de liquide acide.

Région préc., estomac. — *On ne digère point le lait.* — *Après avoir mangé, lassitude,* chaleur et sueur abondante. Douleur au cardia en avalant les alimens. — Spasme de l'estomac.

Ventre, gl. inguin. — Accumulation de vents dans le ventre. — Déplacement des vents, le matin et le soir. — Tranchées. — Elancemens dans le ventre par le toucher. — Borborygmes. — Grand ballonnement du ventre produit par des vents, surtout le matin. — *Douleur* d'ulcération dans le bas-ventre.. — *Gonflement des glandes inguinales.*

Selles, anus. — *Selles diarrhoïques* souvent muqueuses avec odeur fétide. — Pression au fondement. — Gonflement des boutons hémorrhoïdaux qui saignent à chaque selle.

Urines. — Fréquente envie d'uriner avec sécrétion d'une petite quantité d'urines fétides, foncées ou brunes. — *Odeur fétide des urines.* — Incontinence d'urines. — Douleur en urinant. — L'urine sort froide.

Org. génitaux. — Appétit vénérien augmenté. — *Condylomes.* — Syphilis mercurielle. — Les règles viennent trop tôt. — Suppression des règles. — Leucorrhée muqueuse, fétide, rougeâtre. — Leucorrhée rongeante.

Corysa. — Corysa sec. — *Obstruction des narines.*

Toux. — Toux avec douleur d'écorchure dans la gorge et dans la poitrine. — Toux avec expectoration d'un sang noir et coagulé.

Respiration. — Respiration haletante. — *Asthme.*

Poitrine, cœur. — Congestion à la poitrine avec anxiété, chaleur et palpitations de cœur.

Nuque, dos, sacrum. — *Raideur de la nuque.* — Douleur au dos et au sacrum après un refroidissement. — Élancement dans les épaules. — Élancement au sacrum, en toussant.

Membres. — Douleur des cuisses en se levant de son siége. — Faiblesse dans les genoux. — Douleur dans la rotule gauche, qui empêche presque de poser le pied à terre. — Serremens et crampes dans les mollets en marchant, et après s'être assis. — Crampes violentes du mollet, la nuit et vers le matin. — Les mains et les pieds jusqu'aux genoux sont froids. — *Engelures aux mains et aux orteils.* — Élancement dans le talon en marchant.

Os. — *Carie des os.*

Peau. — *Les pores de la peau sont noirs.* — Le plus léger refroidissement de température cause des engelures avec prurit et inflammation. — Dartres pruriteuses. — Taches d'un brun rougeâtre à la peau. — Verrues. —

Urticaire. — Gros furoncles aux jambes. — Ulcères
fortement sanguinolens, brûlans, lancinans.

Sensat. génér. — Déchirement dans les membres. — *Le matin, grande lassitude.* — *Faiblesse.* — Maigreur excessive. — Chaleur, sueurs, et palpitations de cœur
produites par un léger exercice après le repas. — *La
plupart des symptômes disparaissent en allant en
voiture.*

Fièvre. — Froid universel de la peau. — Fièvre, froid et
chaleur l'après-midi. — Le soir, frissons au dos avec
chaleur interne. — Accès de chaleur passagère, ou
sentiment de chaleur continuelle sans soif. — La nuit,
chaleur sèche avec beaucoup de *soif.* — *Sueurs nocturnes.*

Sommeil. — Le jour, somnolence et vertiges provenant de
faiblesse. — Le soir, on s'endort trop tard; le matin,
on s'éveille trop tôt. — *Agitation nocturne,* et fréquent réveil.

Moral. — Faiblesse de la mémoire. — Mélancolie, tristesse.
— Inquiétude sur l'issue de la maladie, avec crainte
de la mort. — Éloignement pour le travail. — Humeur, chagrin. — Irritabilité excessive.

Notes pratiques.

Ce remède manifeste sa plus grande activité, quand on
l'administre après la potasse. Il ne convient guère qu'aux
malades qui ont habituellement des selles trop molles, et
on peut rarement l'employer chez ceux qui ont de la tendance à la constipation. Il convient mieux en général aux
personnes brunes qu'aux blondes. (Hah., M. ch., Jourdan,
t. 1, p. 518.) Une demoiselle hystérique à qui on avait donné
sans succès tous les autres médicamens, et dont le symptôme
prédominant était une sensibilité douloureuse des tégumens
de l'occiput, fut guérie par l'acide nitrique. (Ruck., t. v,
p. 58.) On l'employa avec non moins d'utilité chez une
personne à qui on avait amputé les deux mamelles qui

étaient affectées de squirres. (Com. des docteurs Haubold et Franz.) Un grand nombre d'expériences ont constaté l'efficacité de l'acide nitrique dans les bubons syphilitiques, lorsque le malade a déjà pris beaucoup de mercure, ainsi que dans les ulcères primitifs ou consécutifs, qui occupent les organes de la déglutition, soit qu'ils aient été produits par le virus syphilitique, soit par l'abus du mercure. (Ruck., 1, 58.) (*N. D. T.*)

ACIDE PHOSPHORIQUE. (*Acidum phosphoricum.*)

Durée d'action, 40 jours. — Antid. Camphre, café.

Tête. — Vertiges vacillans, en marchant et debout. — *Céphalalgie pressante.* — Déchiremens dans la tête, *élancemens* dans les tempes et au *dessus de l'œil* (droit.) — Céphalalgie continuelle qui oblige à se coucher, et que le bruit, et la plus petite commotion augmentent considérablement.

Yeux. — Les yeux ternes, vitreux, sans éclat, enfoncés, avec un cercle livide. — *Douleur brûlante* aux paupières et aux angles des yeux. — Froid du bord intérieur des paupières. — *Pression aux yeux.* — Larmoiement des yeux. — Sentiment comme si le globe des yeux était trop grand. — Trouble de la vue comme par un brouillard. — Myopie. — Tache jaune dans le blanc de l'œil vers l'angle intérieur.

Oreilles. — *Elancement dans l'oreille* qui augmente par la musique et non par un autre bruit. — Aversion pour la musique. — Dureté de l'ouie. — Tiraillement de crampe dans l'oreille. — Cris dans l'oreille en se mouchant.

Lèvres. — Rhagades des lèvres.

Mâchoire. — Douleur comme si la mâchoire inférieure était arrachée de son articulation.

Bouche. — Sécheresse de la bouche sans soif. — *Mucus épais et collant dans la bouche et sur la langue.*

Gorge. — Elancemens au gosier en avalant.

Dents. Gencives. — Gonflement et *saignement des genci-*
ves. — Odontalgie déchirante, augmentée par la
chaleur du lit, et en général par le chaud et le froid.—
Douleur brûlante dans les dents incisives la nuit.

Goût, appétit, soif. — Dégoût du pain. — Le pain a un goût
amer. — Grande soif pour le lait froid ou la bierre.—
Après avoir mangé quelque chose, *le goût en reste*
long-temps à la bouche, et surtout celui *du pain.*

Estomac. — Pesanteur à l'estomac avec somnolence après
chaque repas.

Ventre. — Bruit et borborygmes fréquens dans le ventre.—
Gargouillement dans le ventre comme s'il était plein
d'eau.—Coliques comprimantes autour du nombril.—
Tranchées. — Gonflement de la matrice comme par
l'air.

Selles. — *Selles diarrhoïques* qui n'affaiblissent pas. —
Diarrhée muqueuse. — Selles dures, difficiles et par
morceaux.—Selle involontaire, comme de la bouillie,
en croyant rendre un vent.

Urines. — Fréquentes envies d'uriner, avec très peu d'u-
rine. — Urine aqueuse formant tout de suite un nuage
blanchâtre et épais. — Brûlure dans l'urètre en urinant.

Organes génitaux.— *Douleurs lancinantes dans le gland.*—
Fourmillement et vésicules autour du frein. — Eruption au scrotum. — *Condylomes.* — *Pollutions fré-*
quentes très débilitantes. — Flueurs blanches après les
règles.

Enrouement. — *Fort eurouement.*

Toux. — Toux sèche le matin et le soir avec expectoration
blanche jaunâtre, provoquée par un chatouillement à
l'épigastre ou à la gorge. — Toux avec céphalalgie et
envie de vomir.

Poitrine. — Oppression comme si la poitrine était serrée. —
Elancemens dans les côtés de la poitrine. — Pression

douloureuse à la gorge et dans la poitrine pendant un coryza.

Cou extérieur. — Constriction douloureuse à la fossette du cou.

Membres. — Déchiremens et tiraillemens dans les membres.

Os. — Douleur comme si on *ratissait* avec un couteau *le périoste* des os.

Peau. — Eruption boutonneuse avec douleur ardente et cuisante. — Taches rouges sur les membres, qui brûlent comme du feu. — Eruption de boutons par groupes. — *Cuissons dans les plaies, même des os.*

Sensat. gén. — Sensation de brisure, dans les bras, les cuisses, les hanches, et la nuque, comme si c'était un effet de la croissance.

Fièvre. — Frissons de fièvre, surtout le soir, sans soif. — Chaleur de la fièvre, le soir, sans soif, avec grande anxiété et accélération du pouls. — Sueurs matinales.

Sommeil. — Grande somnolence le jour et le soir de bonne heure. — *Léthargie.* — Le matin difficulté extrême de s'éveiller, et envie de dormir encore.

Troubles de l'esprit, de la mémoire, et moral. — *Impuissance de méditer.* — Absence de pensées. — Erreurs des sens. — Esprit obtus et sans imagination. — Inquiétude, précipitation, tristesse. — Inquiétude sur son avenir. — Humeur chagrine et silencieuse.

Notes pratiques.

On a employé avec succès l'acide phosphorique au début des *fièvres nerveuses accompagnées de stupeur.* Arch., v, 92.

On a reconnu son utilité dans une espèce de *toux avec crachats puriformes,* ainsi que dans la *scarlatine accompagnée de mal de gorge.* Rau, 182.

Donné à doses répétées, l'acide phosphorique guérit une *inflammation des poumons,* à sa seconde période, avec toux

4..

violente et crachats puriformes, le pouls battant cent soixante pulsations par minute.

Un jeune homme âgé de 20 ans, d'une constitution robuste, était tombé dans un état *d'apathie* remarquable par l'absence totale de la sensibilité ; on pouvait impunément le pincer et le tirailler. Les yeux étaient ternes et hébétés, la figure pâle, la chaleur de la peau élevée, le pouls faible et accéléré ; il ne manifestait aucun désir. Cet état était le contraire de l'état habituel. Il fut guéri par l'acide phosphorique.

Ce médicament est du petit nombre de ceux dont on retire des avantages dans les *maladies des os*. L'un de ses effets primitifs les plus importans est la diarrhée ; il est donc extrêmement salutaire dans cette affection, lorsque les autres symptômes lui correspondent. Ruck., v., 13. L'expérience a constaté son efficacité souveraine dans la *Cholérine*, et dans les maladies qui naissent à la suite d'un chagrin violent et prolongé.   (*N. D. T.*)

ACIDE SULFURIQUE. (*Acidum sulphuricum.*)

Durée d'action ; quatre semaines. — Antidote, Pulsatille.

Tête. — Vertiges étant assis dans la chambre, qui passent à l'air libre. — Sensation comme s'il y avait de la fumée dans un des côtés de la tête. — Douleur de tête comme si on y enfonçait une cheville à coups de plus en plus forts. — *Douleurs de tête* (avec pression et élancemens obtus) qui augmentent par degrés, et disparaissent subitement. — Douleur d'ulcération à l'extérieur de la tête.

Yeux. — Pression brûlante dans les yeux à l'air libre, qui continue dans la chambre en regardant fixement quelque chose. — Inflammation chronique des yeux. — Difficulté à ouvrir les paupières.

Oreilles. — Déchirement dans l'oreille. — Bourdonnement

le soir. — Diminution de l'ouïe comme si elle était empêchée par une feuille devant l'oreille.

Nez. — Saignement du nez le soir.

Face. — Sensation de gonflement dans la face, et comme s'il y avait de l'albumine qui vient de sécher.— Pâleur de la face.

Lèvres. — Lèvres gercées et qui se pèlent.

Mâchoires. — *Gonflement des glandes sous-maxillaires.*— Douleur de la mâchoire inférieure jusqu'à la langue comme produite par le gonflement des glandes.

Bouche.—Sensation desécheresse dans la bouche. — *Aphtes dans la bouche chez les enfans.*

Dents. — *Émoussement des dents.* — Odontalgie plus violente le soir après s'être couché, qui augmente par le froid et diminue par la chaleur.

Salive, gorge. — *Forte salivation.* — Apreté dans la gorge.

Appétit. — Grand désir des fruits nouveaux (pruneaux).

Rapports, vomis. — *Pyrosis.* — Nausées. — *Vomissement d'eau d'abord,* et ensuite des alimens.

Estomac. — Les boissons refroidissent l'estomac si on n'y ajoute point quelque spiritueux. — Pesanteur de l'estomac. — *Resserrement à l'estomac* le soir, comme produit par un refroidissement. — Constriction à la région précordiale.

Hypocondre. — *Élancemens dans la rate.*

Ventre.—Sensation de chaleur au nombril. — Tiraillement aigu et superficiel, qui parcourt le bas - ventre, semblable à des tranchées de colique revenant par intervalle. — Élancemens dans les lombes. —Cuissons à la région inguinale. — *Forte saillie de la hernie inguinale.* — Coliques venteuses du bas-ventre avec le sentiment de la sortie d'une hernie.

Selles. — *Envie inutile d'aller à la selle.*— Selles retardées, compactes, dures, noueuses et noires. — Selles diarrhoïques comme de la bouillie. —Évacuation de mucus avec des stries sanguinolentes. — Les selles sont comme hachées (chez les enfans)— Selles fétides.

Urines. — *Diminution de l'excrétion des urines.* — Urines d'un rouge brun qui dans le repos deviennent troubles comme de l'argile. — Urines avec sédiment muqueux.

Organes génitaux. — *Les règles viennent trop tôt et en trop grande quantité.* — Leucorrhée. — *Stérilité avec des règles qui viennent trop tôt, et en trop grande quantité.*

Coryza. — *Coryza sec avec perte de l'odorat.*—Écoulement d'eau par le nez avec obturation d'une narine.

Toux. — *Toux sèche* et courte le matin après s'être levé. — *Toux chronique avec crachats de sang.*

Poitrine. — Oppression. — Pression sur le côté gauche de la poitrine et dans la région précordiale. — *Élancemens dans la poitrine.*

Cœur. — Battemens de cœur sans anxiété.

Dos. — Le matin raideur du dos.

Membr. sup. — Sensibilité douloureuse des glandes de l'aisselle.

Peau. — Petites taches bleuâtres comme produites par du sang coagulé, à l'avant-bras. — Taches rouges et prurigineuses au tibia. —Engelures aux doigts.

Sensat. gén. —Déchirement et tiraillement dans tout le corps, même dans la face. — Élancemens dans les articulations. — *En différens endroits du corps, douleur comme si on appuyait un instrument, qui augmente par degrés, et disparaît subitement.* — Sueur froide immédiatement après avoir pris des alimens chauds.— Lassitude dans tout le corps, et sentiment comme si on tremblait, ce qui pourtant n'a pas lieu. — On paraît se trouver plus mal à l'air libre. — Le côté gauche paraît plus fortement attaqué. —La plupart des symptômes augmentent avant midi et dans la soirée.

Fièvre. — Sentiment de chaleur prédominant. — Sueurs à

chaque mouvement. — Sueurs matinales abondantes.

Moral. — *Mauvaise humeur.* — Alternatives de sévérité et de plaisanterie. — Disposition aux pleurs.

Notes pratiques.

L'acide sulfurique est d'une grande importance dans les maladies chroniques où il a été déjà fait abus du soufre. Dans l'ophtalmie chronique, dépendant d'une psore latente, on se trouve parfaitement bien de débuter par une dose légère de ce médicament, et de passer ensuite à une préparation de soufre, lorsqu'elle se trouve indiquée par les symptômes de la maladie. Ruckert, 2., 8. L'acide sulfurique réussit merveilleusement dans les aphtes de la bouche. Arch., x., 2., 72. *(N. D. T.)*

AGARIC TUE-MOUCHES. (*Agaricus muscarius.*)

Durée d'action , 40 jours. — Antid. Camph. Vin. Puls. Café.

Tête. — *Vertige tournoyant* comme après des boissons spiritueuses, particulièrement à l'air libre. — L'impression vive de la lumière solaire produit subitement un vertige à tomber. — Douleur comme celle *d'un clou implanté* dans la partie latérale droite de la tête. — Sentiment de froid dans le cuir chervelu.

Yeux. — *Tiraillemens convulsifs désagréables dans l'œil.* — Brûlure à l'angle intérieur des yeux. — Palpitation dans les paupières et les joues. — Dilatation des pupilles. — Diminution de la force visuelle, *faiblesse de la vue,* et obscurcissement de la vue comme par un brouillard.

Nez. — Sensibilité vive de la surface intérieure du nez. — *Intensité de l'odorat.* — Écoulement de gouttes d'eau limpide par le nez.

Lèvres. — Lèvres bleues.

Mâch. — *Déchirement dans l'os maxillaire supérieur.* — Tiraillement spasmodique dans le menton et la mâchoire inférieure.

Dents. — *Douleurs déchirantes dans les dents*, aggravées par le froid.

Langue. — Aussitôt après le repas langue blanche : la pointe est couverte d'aphtes sales et jaunes qui produisent le sentiment comme si l'épiderme allait se détacher.

Goût. — Goût et odeur désagréables dans la bouche.

Estom., vent., selles. Diarrhée d'excrémens semblables à de la bouillie. — *Constipation*, excrétion de matières dures, compactes et foncées. — Diarrhée avec rétraction douloureuse de l'estomac et du ventre.

Urines. — Urines rares et en petite quantité. — *Urine claire d'une couleur jaune-citron.*

Org. génitaux, règles. — Grand appétit vénérien, avec érection faible, et éjaculation incomplète sans volupté. — Fatigue excessive après le coït, suivie de sueurs nocturnes répétées. — Règles plus abondantes.

Toux. — Expectoration facile de petits globules muqueux et compacts, presque sans toux.

Poitrine. — Gêne et oppression de poitrine même en marchant lentement. — Prurit violent au mamelon. — La nuit, sueur abondante à la poitrine.

Dos. — *Grande faiblesse dans les muscles du dos.*

Membr. sup. et inf. — Sentiment de brûlure à l'avant-bras droit ou gauche, suivi d'une éruption de boutons blancs et fins, avec desquammation de l'épiderme. — Même éruption à la jambe. — *Déchirement dans les membres inférieurs, qui paraît avoir son siége dans la moëlle des os.* Ce déchirement est continu dans le repos, et cesse par le mouvement. — Pendant le repos après une marche modérée, le soir et même le second jour, les bras et les jambes sont comme brisés. — Les douleurs des extrémités commencent toujours assis ou debout. — Douleur aux talons étant debout, aux fesses lorsqu'on est assis.

Peau. — Éruption miliaire de couleur blanche, par groupes épais, avec un prurit violent.

Sensat. génér. — *Grande sensibilité par tout le corps.* — La plus légère pression laisse une douleur prolongée. — Les douleurs se montrent à-la-fois en deux parties du corps différentes, mais *en croix*; par exemple, c'est le bras droit et la jambe gauche qui sont attaqués. — De toutes les situations celle de marcher lentement est la plus convenable. — Grande sensibilité à l'air frais. — Tremblemeut. — *Accès épileptique avec un déploiement de forces considérable.*

Fièvre. — Frissonnement à l'air, et quand on soulève la couverture du lit, souvent même lorsque les membres sont chauds. — Sueur après des efforts modérés, et la nuit *sueur grasse*, mais sans odeur désagréable. — Le pouls est petit, lent et faible.

Sommeil. — Grande somnolence diurne, principalement après le dîner. — Le matin on a de la peine à se lever, et on désire dormir encore.

Troubles de l'esp., moral. — *On n'est pas disposé à parler* et à travailler. — Disposition à faire des vers et à prophétiser. — Folie avec timidité, ou fureur sans résultat accompagnée de grands efforts.

Notes pratiques.

Les anciens s'étaient servis de l'agaric dans certains cas d'aliénation mentale. L'homéopathie l'a appliqué avec une utilité particulière à la guérison d'une maladie des yeux qui occasionnait la suppression de la vue, et des convulsions désagréables dans le globe des yeux. On a guéri avec ce médicament un déchirement des dents et des os de la machoire inférieure, et un déchirement des os de la jambe, qui paraissait avoir son siége dans la moëlle. (*N. D. T.*)

ALUMINE. (*Alumina.*)

Durée d'action, 40 jours. — Antid. Camom. Ipéc.

Tête. — La fumée du tabac produit l'ivresse. — Élance-

mens violens dans le cerveau avec envie de vomir.
— Céphalalgie comme si la tête était comprimée au
moyen d'une vis, avec grande lourdeur intérieure. —
Céphalalgie qui augmente en marchant à l'air libre.—
Chaleur à la tête qui semble provenir de l'estomac. —
Croûtes humides aux tempes.

Yeux. — Brûlure aux yeux avec sécrétion abondante de
mucus, la nuit. — *Strabisme des deux yeux.*

Oreilles. — Élancemens dans les oreilles. — Le soir une
oreille est chaude et rouge. — Gonflement des oreilles et du nez. —Écoulement de pus par l'oreille.

Nez, face. — *Tension de la peau de la face comme si elle
était couverte de blancs d'œufs qui sèchent.* — Furoncle sur la joue et le nez.— Sensation de lourdeur
à la face. — Grosseurs tubéreuses à la face et sur
d'autres parties du corps.

Lèvres, bouche. — Tuméfaction de la lèvre inférieure. —
La cavité de la bouche et le cou sont douloureux.

Dents. — Odontalgie en mâchant, à l'air libre, le soir, et
couché dans le lit. — Odontalgie chez les femmes
enceintes. — Sensation comme si les dents étaient
allongées.

Gorge, œsophage. — *La déglutition des alimens est douloureuse et difficile comme si l'œsophage était res-
serré.* — Les douleurs de la gorge sont plus violentes
le soir et la nuit; elles s'améliorent avant midi, et
diminuent par les boissons et les alimens chauds.

Nausées. — En entrant dans la chambre après avoir marché
à l'air libre, il survient de l'anxiété et des nausées
lorsqu'on parle.

Estom., hypoc., ventre.—Pression à l'estomac, particulièrement le soir. — Douleur au foie en se baissant. —
Douleur lancinante du ventre qui se propage jusqu'à
la poitrine.

Selles. — Excrémens compacts et en petite quantité. — *Selle
difficile par défaut de mouvement pérystaltique des*

intestins, et par inaction du rectum. — Constipation. — Excrétion de mucosités.

Périné. — Douleurs pesantes et lancinantes dans le périné.

Urines. — *Excrétion abondante d'urines.* — Urines troubles.

Org. génit. — Suppression de l'appétit vénérien. — Pollutions fréquentes. — Les règles viennent trop tôt et en trop petite quantité, et durent trop peu. — Flueurs blanches comme du serum. — *Leucorrhée âcre.* — Avant et après les règles, flueurs blanches qui écorchent.

Enrouement. — Enrouement subit l'après-midi et le soir, que le crachement ne soulage pas.

Toux. — *Toux sèche* et violente le matin après s'être levé, suivie plus tard d'un peu d'expectoration.

Poitrine. — Douleur pesante à la poitrine.

Dos. — Douleur de dos comme si les vertèbres inférieures étaient perforées par un feu brûlant.

Membres sup. et inf. — Déchirement des membres supérieurs et inférieurs. — Croûtes humides à l'avant-bras. — Rhagades sur les mains. — En marchant, tension dans les muscles du mollet comme s'ils étaient trop courts.

Peau. — Dartre entre les orteils. — Prurit des dartres le soir. — Rhagades de la peau. — Les maladies de la peau reparaissent aux nouvelles et aux pleines lunes.

Sensat. gén. — *Fausses sensations :* certaines parties du corps paraissent plus grandes. — *Convulsions et mouvemens involontaires de la tête et des autres membres.* — *Fatigue et faiblesse extrêmes.* — Affaissement du corps avec désir de se coucher, ce qui augmente encore la fatigue. — *L'usage des pommes de terre augmente les symptômes.* — *On se trouve mieux d'un jour à l'autre, alternativement.*

Fièvre. — Frissonnement prédominant.

Sommeil. — Insomnie avant minuit. — Somnambulisme.

Troubles de l'esp., de la mém., moral. — Les pensées sont incohérentes. — *Faiblesse de la mémoire* continuelle. — Air sombre et mécontent. — Grande anxiété et craintes. — Alternativement rire et pleurs spasmodiques. — Pleurs involontaires. — Excitation ; on travaille trop, et pourtant on est mécontent de ce qu'on croit n'avoir pas fait assez.

Notes pratiques.

Pendant l'usage de l'alumine, tous les symptômes augmentent étant assis, et diminuent en marchant. On se trouve mieux à l'air libre et le soir. (*N. D. T.*)

AMMONIAQUE. (*Ammonium carbonicum.*)

Durée d'action, 36 jours. — Antid. Chaux. Soufre. Camph.

Tête. — Vertiges avec nausées plus forts le soir. — Sensation de mollesse vacillante du cerveau. — Après avoir marché à l'air libre, douleur de tête qui dure toute la soirée.

Yeux. — Trouble de la vue avec des lueurs.

Oreilles. — *Dureté de l'ouïe avec suppuration et prurit dans l'oreille.*

Nez. — Il semble en se baissant que le sang s'accumule à la pointe du nez.

Face, mâch. — Paleur de la face. — Paleur et bouffisure prolongées. — Éruption pruriteuse à la face et sur le reste du corps, avec gonflement des glandes du cou.

Bouche, langue. — *Gonflement de l'intérieur de la bouche.* — Vésicules dans la bouche et sur la langue.

Dents. — *Ébranlement chronique des dents.* — Odontalgie surtout pendant les règles, et le soir en se mettant au

lit. — Douleur tiraillante dans les dents. — Les dents
se gâtent.

Goût, faim et soif. — Goût amer surtout après le repas. —
Goût de sang à la gorge. — Le matin défaut d'appétit. — Soif continuelle. — On ne peut manger sans
boire.

Estomac. — Pression à l'estomac avec nausées, et sensibilité
de la région précordiale.

Selles, anus. — Retard des selles. — Constipation. — Hémorrhoïdes fluentes.

Urines. — Dimiuution des urines.

Org. génit. — Pesanteur et étranglement dans les testicules
avec pollutions fréquentes. — *Stérilité avec insuffi-
sance des règles. — Règles qui durent et coulent trop
peu, avec un sang noir et âcre.* —Leucorrhée aqueuse
et brûlante.

Corysa. — Corysa sec : on ne peut respirer que par la
bouche.

Respiration. — La respiration est courte.

Toux. — Toux sèche, comme produite par la poussière qui
irrite le gosier. — Toux avec crachement de sang,
précédée d'un goût douceâtre dans la gorge, et de
beaucoup d'oppression.

Poitrine, cœur. — Serrement de poitrine, avec battement
de cœur. — Hydrothorax.

Memb. sup. — Déchirement dans les articulations des membres supérieurs. — L'épiderme de la paume des
mains se détache. — *Douleur dans un poignet qui a
été foulé autrefois.* — Après avoir lavé à l'eau froide,
les veines sont gonflées et les mains bleues.

Memb. inf. — Le soir rougeur, et tumeur douloureuse du
gros orteil. — *Crampe à la plante des pieds.*—Grande
faiblesse des jambes.

Os. — Os supplémentaires.

Peau. — Prurit violent en différens endroits ; le gratte-

ment produit de petits boutons, et des vésicules brûlantes.

Sensat. gén. — Le côté droit parait plus affecté que le gauche. — Grande débilité. — Agitation le soir. — Sensibilité extraordinaire au froid.

Fièvre. — Fermentation du sang et nausées la nuit. — Le
soir *accès de frissons*, suivi rarement de chaleur nocturne et de sueurs matinales.

Sommeil. — Somnolence diurne. — Cauchemar en s'endormant.

Moral. — Le matin humeur, tristesse, larmes avec anxiété,
et pressentiment d'un malheur prochain. — On ne
parait pas être dans son bon sens.

Notes pratiques.

Des expériences réitérées ont fait reconnaître dans l'ammoniaque un remède extrêmement salutaire dans les affections asthmatiques, surtout lorsqu'elles sont compliquées
avec l'hydrothorax. Ruck., I., 69.　　　　　(*N. D. T.*)

ANACARDIER. (*Anacardium.*)

Durée d'action , 30 jours. — Antid. Noix verte. Camph.

Tête. — Pression à la tête qui produit des vertiges et de
l'assourdissement, aggravée par le mouvement. —
Pression douloureuse dans les tempes. — Douleur déchirante par effort de travail.

Yeux, ouïe, odorat, face. — Vue basse. — Le soir la lumière paraît flamboyante et entourée d'un cercle. —
Diminution de la vue, de l'ouïe et de l'odorat. —
Pâleur de la face sans froid, avec enfoncement des
yeux qui sont entourés d'un cercle bleuâtre.

Langue. — Lourdeur et gonflement de la langue qui empêchent de parler.

Estomac, ventre. — Gargouillement au creux de l'estomac.

— Après le dîner, chaque pas produit un ébranlement à la région précordiale. — *Pendant le dîner tous les symptômes maladifs disparaissent*, mais recommencent de nouveau deux heures après. — Élancement sourd, et pression douloureuse au nombril augmentée par l'inspiration, la toux, et la pression extérieure.

Selle. — *Selle molle et pourtant difficile*, par défaut d'action du rectum. — Envie inutile d'aller à la selle.

Urines. — Urines troubles comme une eau argileuse. — Écoulement fréquent et peu abondant d'urines claires comme de l'eau.

Poitrine. — Anxiété intérieure ; chaleur et oppression de poitrine qui forcent à quitter la chambre, et font rechercher le grand air. — Pression douloureuse de poitrine comme par une cheville enfoncée. (Même symptôme à la tête, aux yeux et aux oreilles.)

Nuque. — Raideur de la nuque

Omoplates. — Élancemens et déchiremens dans les omoplates.

Membres sup. et inf. — Serrement de crampe dans les articulations du poignet et des doigts. — Grande inquiétude dans les cuisses et les jambes, avec le sentiment d'une enveloppe aux genoux. — Grande faiblesse des membres qui augmente jusqu'à la paralysie.

Peau. — Démangeaison brûlante aggravée par le grattement.

Sensat. gén. — *Paralysie apoplectique.* — Grande fatigue produite par un léger mouvement. — Hystérie après avoir satisfait immodérément les désirs vénériens. — *Les symptômes ont quelque chose de périodique* : ils manquent un ou deux jours, reviennent ensuite, et disparaissent.

Fièvre. — *Froid continuel* même dans une chambre chaude, mais sans frissons et sans soif. — Sueurs nocturnes. — Sueur gluante à la paume des mains.

Sommeil. — Somnolence le soir de bonne heure, avec sommeil inquiet.

Trouble de l'esprit et de la mém., moral. — Grande faiblesse d'esprit. — Manque d'idées. — On ne se souvient de rien. — Faiblesse extrême de la mémoire. — Grande anxiété ; désespoir, défaut de confiance dans ses propres forces. — *Fatuité.* — *Maladresse.* — Hystérie. — Mélancolie.

Notes pratiques.

Les anciens employaient l'anacardier dans certaines espèces de folie. L'homéopathie a reconnu son utilité dans quelques cas de faiblesse d'esprit, et surtout de la mémoire. Les Indiens s'en servent avec succès contre l'asthme ; on trouve plusieurs symptômes de cette affection dans les effets pathogénétiques de ce médicament. (*N. D. T.*)

ARSENIC. (*Arsenicum.*)

Durée d'action , 36 jours. — Antid. Ipéc. Noix vom. Sureau ; et contre les grandes doses , Eau de savon.

Tête. — Tous les soirs vertiges en fermant les yeux. — Pesanteur de la tête avec bourdonnement des oreilles à la chambre, qui se dissipe à l'air libre. — *Douleur pulsative au front avec envie de vomir.* — *Teigne.*

Yeux. — *Inflammation scrofuleuse des yeux.* — *Taches à la cornée.* — Regard féroce. — flement de la face et surtout des paupières.

Oreilles. — Bourdonnement.

Nez. — Gonflement.

Face. — Couleur jaune de la face avec enfoncement des yeux — Pâleur et bouffissure de la face. — Couleur bleuâtre, sale. — Couperose de la face. — Gourmes de la face. — Douleur brûlante et lancinante à la face. — Cancer de la face.

Lèvres. — Éruption au bord libre de la partie rouge des lè-

vres. — Cancer de la lèvre inférieure dont le fond
est lardacé, et dont les bords sont durs et ren-
versés.

Bouche. — Aphtes dans la bouche. — Scorbut de la bouche.

Dents. — Douleur nocturne des dents, qui augmente par
l'application de la partie malade sur l'oreiller, et diminue par la chaleur du feu.

Langue, parole. — La langue est brune et sèche. — Gangrène de la langue. — Parole précipitée. — Voix
rauque.

Goût, soif. — *Soif haletante; on boit souvent et peu à-la-
fois.* — Soif ardente, inextinguible pour l'eau froide.
— Goût d'amertume à la bouche après le dîner.

Gorge. — Douleur brûlante à la gorge. — Mal de gorge,
comme si ce qu'on avale passait au-dessus d'une tumeur brûlante et écorchée.

Vomissement. — *Vomissement chronique des alimens.* —
Vomissement d'abord des alimens, ensuite de bile.
— Vomissement d'eau violent. — Vomissement de
sang.

Estomac, ventre. — Froid continuel à l'estomac. — *Douleur brûlante dans la région précordiale, l'estomac,
le bas-ventre et le rectum.* — Douleurs inexprimables au creux de l'estomac et aux intestins, avec
anxiété. — Inflammation des organes intérieurs avec
prostration subite des forces. — Perte de sensibilité
depuis l'hypocondre gauche jusqu'à l'épigastre. —
Douleur brûlante, vive, à l'épigastre et aux intestins.
— Douleurs inexprimables dans le bas-ventre, avec
anxiété. — *Coliques* et pesanteur dans le bas-ventre,
avec vomissement et diarrhée. — Coliques accompagnées d'anxiété, de soif et de froid. — *La nuit douleur
tiraillante dans le bas-ventre.* — Ventre ballonné et
dur. — Gargouillemens. — Ascite.

Selles. — Selles muqueuses, aqueuses. — Diarrhée d'excrémens verdâtres. — Selle sanguinolente. — *Évacua-*

tion brûlante avec coliques. — La selle s'échappe inaperçue.

Rectum, anus. — *Boutons hémorrhoïdaux.* — Hémorrhoïdes aveugles. — Chute du rectum.

Urines. — Suppression de la sécrétion urinaire. — Urine brûlante, sanguinolente. — Sédiment muqueux. — Urines très troubles. — Excrétion involontaire des urines.

Organes génit. — Tuméfaction des organes génitaux jusqu'à la gangrène. — Le gland est gonflé, d'un rouge bleuâtre, et sillonné par des rhagades. — Inflammation érésypélateuse du scrotum. — *Règles trop fortes et trop fréquentes.*

Corysa. — Corysa extraordinairement fluent, d'une eau claire et brûlante, avec enrouement de la voix et insomnie. — Corysa avec écoulement âcre, et brûlure dans les narines.

Trachée. — Inflammation de la trachée artère. — *Phthisie trachéale avec absence de sécrétion muqueuse.*

Respiration. — *Accès d'étouffement, le soir,* après s'être mis au lit.

Toux. — *Toux sans expectoration, surtout après avoir bu.* — Toux sèche qui revient périodiquement le soir. — Toux sanguinolente nocturne, avec chaleur ardente par tout le corps.

Poitrine. — Pendant le mouvement, serrement subit de poitrine, manque de respiration, faiblesse, fatigue extraordinaire. — Serrement douloureux de la poitrine. — Le soir, frissons à la poitrine et à la partie supérieure du ventre. — *Hydrothorax.* — *Cancer des mamelles.*

Cœur. — Battemens de cœur nocturnes avec une énorme anxiété.

Memb. inf. — Débilité paralytique des cuisses. — Raccourcissement des tendons du jarret. — Crampes aux mollets. — *Tumeur dure et brûlante du pied*, avec des veines brûlantes, et d'un bleu noirâtre sur le dos du pied. — Tumeur molle de la cuisse.

Peau. — La peau sèche comme du parchemin. — Peau froide et bleuâtre. — *Dartres brûlantes.* — Dartres entre les épaules et le creux de l'estomac. — Boutons saignans par tout le corps. — Miliaire, urticaire.

Sensat. gén. — Engourdissement des membres comme s'ils étaient morts. — Crampes toniques. — Anasarque universel. — Grippe opiniâtre. — *Tumeur brûlante,* à bords élevés, avec suppuration sanguinolente de mauvaise nature. — Tumeur avec une croûte mince. — *Brûlure dans les ulcères.* — Grande sensibilité (ou insensibilité) des ulcères. — *Ulcère gangreneux* avec sanie acre et fétide. — *Antrax.* Pétéchies avec fièvre putride. — Ongles sales. — Pendant les accès, il apparaît souvent des symptômes étrangers, mais il y a toujours une grande prostration des forces. — Pendant les douleurs, anxiété, désir d'être couché, et prostration subite des forces. — Les symptômes reviennent périodiquement, et augmentent le soir après s'être couché. — Ils augmentent lorsqu'on est couché sur la partie malade, *et diminuent sous l'influence de la chaleur.* — Après le dîner, étant assis, les douleurs augmentent; elles diminuent lorsqu'on est debout, et par le mouvement. — Les douleurs nocturnes ne sont supportables que lorsqu'on marche. — On sent les douleurs même pendant le sommeil. — Il y a des accès qui reviennent toutes les trois ou quatre semaines, et durent quelques jours. — *Le malade ne peut supporter qu'on lui parle, cela augmente toutes ses douleurs.* — Sentiment de force quand on est couché, et désir de se lever; mais on retombe tout de suite.

Fièvre. — Froid et frissons avec douleur sans soif, surtout dans la chambre. — Froid universel du corps, ab-

sence du pouls, sueur glutineuse froide. — Chaleur
avec peu de frissons. — *Chaleur nocturne et brûlure
dans les vaisseaux*, sans soif et sans sueur. — Sueur
au commencement du sommeil. — *Sueur à la fin de
la fièvre.* — *Sueur glutineuse.*

Sommeil. — *Insomnie, inquiétude continuelle, on se re-
tourne sans cesse.* — Frayeur et tressaillemens dans
le sommeil. — Tressaillement dans les membres en
s'endormant. — Demi-sommeil continuel.

Moral. — *Anxiétés, surtout la nuit, qui ôtent le repos.* —
Anxiétés le soir après s'être couché, et le matin, à
trois heures, quand on s'éveille. — Peur de la solitude. — Irritabilité extrême. — Irrascibilité pour de
petites choses, et médisance. — Peur excessive de la
mort. — Manie.

Notes pratiques.

L'arsenic est le spécifique de *la gangrène, du cancer de la
face,* et en général des affections cancéreuses. Il serait trop
long d'énumérer toutes les maladies où il a été employé
avec utilité ; nous nous contenterons de citer les cas suivans
où l'arsenic a suffi pour procurer la guérison, sans le secours
d'aucun autre médicament :

Inflammation des yeux. Arch. 8, 2, 75.

Gangrène de la langue, avec convulsions. Arch. 6,
3, 107.

Choléra sporadique. Arch. 5, 3, 33. Ann. 2, 255.

Choléra asiatique. Hahn. des guidi. Queen. Bakody.
Schmitt. 77. Roth.

Vomissement chronique. Arch. 3, 1, 99.

Vomissement chronique des alimens aussitôt qu'ils étaient
pris. Messerchmied. J. de Hufel, 53.

Diarrhée avec vomissement. Arch. 5, 3, 37.

Diarrhée dyssentérique. Ann. 1, 268.

Diarrhée à la suite d'un refroidissement. Ann. 3, 17.

Hémorrhoïdes. Arch. 3, 87.

Corysa chronique. Com. p. 1827, 89.

Asthme compliqué. Ann. 3, 426.

Rhumatisme ch. du dos. Arch. 2, 2, 126.

Goutte. Arch. 9, 2, 144.

Gonflement brûlant, avec escarre du pied. Ann. 1, 134.

Ulcères croûteux par tout le corps avec diarrhée et fièvre. Arch. 1, 1, 105. — 2, 1, 100.

Ecchymoses sur tout le corps, avec hémorrhoïdes brûlantes et diarrhée. Arch. 3, 3, 81.

Anthrax. Ann. 1, 1, 183.

Consomption. Arch. 1, 1, 82.

Fièvres intermittentes. Comm. prat., 1827, 68. Arch. 6, 2, 85. Ann. 3, 48, 49, etc., etc.

Manie. Arch. 8, 2, 56.

Cancer de matrice. Comm. prat., 1826, 71.

(*N. D. T.*)

BARYTE. (*Baryta.*)

Durée d'action , 40 jours. — Antid. Camph.

Tête. — Mal de tête immédiatement au-dessus des yeux. — *Calvitie.* — Les tégumens de la tête sont douloureux.

Oreilles. — Craquement de l'oreille en marchant lourdement, en avalant et en éternuant. — Couché sur l'oreille droite, gargouillement qui va de l'oreille gauche à l'oreille droite. — Dureté de l'ouie. — Craquement dans l'oreille en avalant. — Eruption sur les oreilles et derrière. — Battement derrière les oreilles.

Nez. — Sécheresse désagréable du nez. — Croûte au-dessous du nez. — Grande sensibilité de l'odorat.

Face. — Tension à la face comme si elle était couverte d'une toile d'araignée. — Gonflement terne de la face avec

tension de la peau. — Rougeur des joues, foncée, circonscrite. — Éruption à la face. — Gourmes.

Bouche. — *Sécheresse de la bouche.*

Dents. — Gonflement et saignement des gencives. — Élancement brûlant dans une dent creuse, lorsqu'elle est en
contact avec quelque chose de chaud. — Secousses
isolées dans les dents. — *Odontalgie avant les règles,*
avec gonflement rouge pâle des gencives et des joues.

Salive. — Augmentation de la sécrétion salivaire.

Gorge. — Mal de gorge après un refroidissement, avec gonflement du palais et des tonsilles. —En avalant, pression dans la gorge comme si on y enfonçait une cheville.

Estomac. — *Pression à l'estomac* après le repas. — Douleur
d'estomac à jeûn et après avoir mangé. — Pesanteur
et plénitude de l'estomac, après avoir peu mangé. —
Sensation d'écorchure dans la région de l'estomac, le
matin à jeûn ; en mangeant, il semble que le bol ali-
mentaire force le passage et glisse sur des parties exco-
riées. — Débilité de l'estomac.

Ventre. — Accumulation de vents dans le ventre. —Coliques
avec rétraction du nombril.

Selles. — Envie fréquente d'aller à la selle, avec anxiété dans
la région lombaire, et frissonnement qui glisse sur les
cuisses, suivis de matières molles et diarrhoïques. —
Diarrhée. —

Anus. — Élancemens dans les boutons hémorrhoïdaux. —
Prurit et humidité à l'anus.

Urine. — Augmentation de la sécrétion urinaire.—*Urine fréquente.*

Org. génit. — Diminution de l'appétit vénérien. — *Faiblesse
de la puissance génitale.* — Règles plus abondantes,
et qui durent plus long-temps.

Poitrine. —Enrouement muqueux de la poitrine. —Poitrine
grasse avec toux nocturne. — Paralysie des poumons
chez les personnes âgées.

Nuque, dos, sacrum. — Raideur de la nuque. —Élancement dans la nuque. — Boutons pruriteux sur la nuque. — *Douleur ostéocope dans la nuque.* — Stéatome sur la nuque avec douleur brûlante dans le fond.— Tension dans les muscles des omoplates, du cou et de la nuque, surtout à l'air froid et âpre.—*Douleur au sacrum, plus forte quand on est assis que pendant le mouvement.*

Membres sup. —Douleur dans le muscle deltoïde, en levant le bras. — Engourdissement du bras quand on se couche dessus.—Engourdissement des doigts.—Les mains sont sèches comme du parchemin. — Froid des mains avec taches bleues. —Desquammation du dos de la main et du bout des doigts.

Memb. inf. — Douleur dans l'articulation du pied, comme si l'on s'était donné une entorse.—*Sueur fétide des pieds.*

Peau. — La peau guérit difficilement.

Sensat. gen. Douleur dans les articulations et dans le canal des os. — Déchirement dans les membres avec horripilations. — *Tressaillement des muscles dans toutes les parties du corps pendant la nuit.* — Apoplexie et paralysie chez les personnes âgées.—Manque de forces complet, *impuissance de se soutenir*, ce qui ne permet pas de rester debout ; on préfère marcher, être assis ou couché. — Les symptômes affectent particulièrement le côté gauche du corps. — Beaucoup de symptômes disparaissent au grand air. — Beaucoup de symptômes paraissent quand on est assis, et disparaissent par le mouvement. — *Grande disposition à se refroidir ,* et surtout à contracter des inflammations de la gorge. — Le système glandulaire est affecté. —Tout le corps est généralement et fortement entrepris. — Grande susceptibilité de tous les sens.

Fièvre, sueur. — *Sentiment de froid prédominant.* — Frissons et frissonnement qui semblent partir de la région précordiale ou de la face , suivis d'une sensation de chaleur rapide qui parcourt le corps. — *Sueurs nocturnes.*

Sommeil. — Grande somnolence diurne. — La nuit, sommeil agité avec révasseries et réveil fréquent. Envie continuelle de dormir la nuit et le jour.

Troubles de l'esprit, de la mémoire, et moral. — On oublie tout. — *Faiblesse physique et morale chez les vieillards.* — *Activité infatigable.* — Paresse et répugnance pour le travail. — *Grande hésitation et irrésolution,* avec caractère soupçonneux, et manque de confiance en soi-même. — Misanthropie. — Emportement subit et court pour de petites choses.

Notes pratiques.

La baryte est un des médicamens qni réussit le mieux dans les maladies des glandes, et par conséquent chez les sujets scrophuleux. (Hartmann.) Elle est d'une utilité remarquable dans le plus haut degré d'induration des glandes du cou ; dans la teigne sèche du cuir chevelu, et dans l'atrophie des enfans. Ruckert. La Gazette homéopathique de Leipsick, IIe vol., p. 104, a préconisé son usage dans l'inflammation de la gorge. La baryte est pour les maladies des vieillards ce que la belladone est pour les affections des enfans.

(N. D. T.)

BELLADONE.

Durée d'action, cinq semaines. — Antid. Caf. Foie de S. C. Jusq. Op. Puls. Vin. — Le Vinaigre augmente tous les symptômes.

Tête. — Vertige tournoyant avec nausées, et voltige de points brillans devant les yeux. — Vertiges en se baissant et en se redressant. — Vertiges avec anxiété, et chute avec perte de connaissance. — *Chancellement* et obscurcissement de la tête comme produits par l'ivresse. — Après avoir mangé ou bu, on est comme ivre. —

Perte de connaissance. — *Assoupissement* avec dilatation des pupilles, les yeux et la bouche demi-ouverts. — Délire. — *Douleur de tête avec assoupissement et perte de connaissance.* — *Douleur de tête assoupissante,* surtout dans le front et comme si le crâne allait éclater. — Sentiment de gonflement du cerveau. — *Encéphalite.* — Pression douloureuse au front avec chaleur et congestion à la tête. — Fluctuation dans la tête, produite comme par l'eau. — *Hydrocéphale.* — Élancement douloureux dans la tête. — Douleur déchirante dans la tête. — *Douleur de tête nerveuse périodique.* — Douleur de tête augmentée par le mouvement des yeux, les émotions et les courans d'air. — *Céphalalgie après le refroidissement de la tête.* — Douleur de tête, qui diminue en la renversant en arrière et en l'appuyant. — Les douleurs de tête commencent vers quatre heures de l'après-midi, durent jusqu'à trois heures du matin, et augmentent par le coucher et la chaleur du lit. — Douleurs violentes du front, *qui est brûlant au toucher.* — Sensibilité douloureuse des cheveux. — Sensation de ténuité du crâne. — Serrement de crampe douloureux dans le cuir chevelu. — Rétraction de la tête en arrière. — Vacillation de la tête. — *Le sujet enfonce la tête dans l'oreiller.* — Sueur abondante dans les cheveux.

Yeux. — *Douleurs dans les orbites.* — Brûlure et prurit dans les paupières. — *Ophthalmie.* — Gonflement et rougeur des paupières, surtout à la face intérieure. — *Renversement des paupières.* — *Saignement des paupières.* — Collement des paupières. — Paralysie des paupières. — *Crampes dans les yeux.* — *Chaleur aux yeux.* — Rougeur du blanc des yeux. — Rougeur et ramollissement de la conjonctive. — Les veines des yeux sont fortement gonflées par le sang. — Larmoiement avec des larmes âcres et brûlantes. — *Fongus médullaires dans les yeux.* — *Taches de la cornée.* —

Jaunisse du blanc des yeux. — Les yeux ont un aspect
terne. — Les yeux sont brillans, étincelans et rouges. — *Regard féroce et errant.* — Renversement des
yeux. — Mouvemens convulsifs dans l'œil avec pression douloureuse, produits par la lumière. — Yeux
hagards. — *Dilatation de la pupille.* — *Louchement.* —
Faiblesse de la vue. — On voit tous les objets dou-
bles. — Rayons de couleurs différentes autour de la
lumière. — *Horreur de la lumière.* — Désir de voir la
lumière. — Étincelles et flammes devant les yeux. —
Tous les objets paraissent rouges. — *Nyctalopie* depuis le crépuscule. — Faiblesse de la vue; on voit
comme à travers un brouillard. — Paralysie du nerf
optique. — Amaurose.

Oreilles. — Élancement dans les oreilles et derrière les oreilles. — Etreintes aux oreilles. — Déchirement dans les
oreilles. — Bourdonnement et tintement dans les
oreilles. — Bruissement devant les oreilles. — *Gonflement des glandes de l'oreille.* — Déchirement et
élancement dans les glandes de l'oreille et du gosier à-
la-fois.

Nez. — *Rougeur et gonflement inflammatoire du nez.* —
Gonflement et rougeur de l'intérieur du nez. — Dou-
leur brûlante et concassante du nez au toucher. —
Élancemens aigus dans le nez, pendant la nuit. —
Saignement abondant du nez et de la bouche. — Di-
minution de l'odorat. — Sensibilité de l'odorat. —
Exhalaison putride du nez.

Face. — Chaleur brûlante et *rougeur de la face.* — Changement alternatif de la couleur de la face, tantôt rouge
bleuâtre, et tantôt pâle. — Gonflement rouge de la
face. — *Rougeur de la face.* — Couleur ictérique. —
Bouffissure bleuâtre de la face. — Epaisseur des tégumens de la face. — Gonflement d'une partie de la
face. — Distortion des traits. — La bouche est tirée
obliquement d'un côté vers l'oreille, avec des mouve-

mens convulsifs. — Expression d'une grande anxiété.
— Tiraillemens convulsifs dans la face, les yeux,
et autour de la bouche. — *Tic douloureux avec douleurs tranchantes.* — Prurit et fourmillemens désagréables sur la joue et au côté du nez.

Lèvres. — *Éruption à l'angle des lèvres,* douloureuse au toucher. — Rougeur foncée des lèvres. — Sécheresse des
lèvres. — Gonflement et induration de la lèvre supérieure.

Mâchoire. — Bouche fermée. — Impossibilité d'ouvrir la
bouche. — *Trismus.* — Déchirement dans les mâchoires. — Élancemens et tension dans les articulations de
la mâchoire inférieure. — Gonflement des glandes
sous-maxillaires. — Gonflement des glandes du cou
et de la mâchoire inférieure.

Bouche. — *Sécheresse de la bouche sans soif.* — L'intérieur de
la bouche est humide et muqueux avec sentiment de
sécheresse. — Ecume rougeâtre devant la bouche. —
Rougeur de l'intérieur de la bouche.

Dents. — Tiraillement des dents, la nuit. — Gonflement des
gencives avec élancement et brûlure. — Douleur des
dents, quelques minutes *après le dîner.* — Grincement
des dents.

Langue. — Langue sèche et chaude. — Langue fendillée. —
Langue d'un rouge vif. — Rougeur au bord de la langue, chargée de blanc dans son milieu. — Langue
chargée de mucus blanchâtre, jaunâtre, brunâtre. —
Gonflement de la langue. — Aphonie. — Difficulté de
la parole. — Bégaiement. — Voix nazillarde. — Voix
sifflante et grassayante.

Salive. — *Rougeur et gonflement inflammatoire du voile du
palais.* — *Excrétion augmentée de la salive et du
mucus.*

Goût. — Goût putride dans la bouche. — Goût muqueux et
amer. — *Perte du goût.*

Gorge. — Brûlure dans la gorge. — *Élancemens dans la*

gorge qui s'étendent jusqu'aux oreilles. — *Inflamma-tion de la gorge.* — En parlant et en avalant, élance-ment et pression dans les amygdales. — *Angine ton-sillaire, déglutition difficile, impossible.* — Menace de suffocation en avalant. — *Sensation de rétrécisse-ment dans la gorge.* — On ne peut avaler que des li-quides. — En avalant, les liquides passent par le nez. — *Besoin continuel d'avaler.* — Sentiment d'enflure dans la gorge, ce qui force à crachoter continuellement. — Gonflement inflammatoire de la luette, des amygda-les et du voile du palais. — Gonflement et suppura-tion des amygdales. — *Grande sécheresse dans le go-sier.*

Soif, faim. — Soif ardente, excessive. — Soif avec dégoût des boissons. — Désir continuel de boire, joint à la difficulté d'avaler, même des gouttes. — Soif et ap-pétit impérieux. — Manque d'appétit. — *Dégoût pour les alimens.*

Rapports. — Rapports vides, putrides. — Inutiles efforts de rendre des vents. — Renvoi de tout ce qu'on prend. — Hoquet.

Nausées, vomiss. — Nausées avec goût amer dans la bouche, et *dégoût des alimens.* — Envie de vomir. — *Soulè-vement d'estomac sans résultat.* — Vomissement bi-lieux, muqueux. — Vomissement d'eau, d'acides, de mucus, avec diarrhée.

Estomac. Pesanteur à l'estomac. — Insensibilité de l'esto-mac. — *Gonflement de la région précordiale.* — Op-pression dans la région précordiale.

Ventre. — *Ballonnement douloureux du ventre.* — *Fièvre puerpérale.* — Douleur violente du ventre, comme par un poids de clous, qui augmente par la pression extérieure. — Coliques avec inquiétude. — Coliques fouillantes. — Sensation douloureuse des parois du ventre. — Élancement à l'hypogastre.

Selles. — *Suppression des selles.* — Selles dures, rares et en petite quantité. — Selles fréquentes, petites et diarrhoïques. — Diarrhée muqueuse. — *Selles involontaires.*

Urines. — Urines *rouges, foncées* et diminuées.—Urines d'un rouge vif. — Excrétion fréquente d'urines d'une couleur jaune pâle. — Fréquentes envies d'uriner. — *Urines involontaires.*

Org. génitaux. — Écoulement abondant *d'un sang rouge vif,* par l'utérus, avec coliques et *pression près des parties génitales.* — *Pression aux parties génitales.* — *Hémorrhagie utérine.* — Sortie douloureuse de caillots d'un sang fétide, de l'utérus, à la suite d'une *pression qui revient de temps en temps dans les parties génitales.* — (Les lochies sont diminuées.) — *Sécheresse du vagin.* — *Métrite.* — *Chute de l'utérus.*

Corysa. — Sécheresse du nez.

Respiration. — Respiration irrégulière, alternativement longue et courte. —*Respiration courte et précipitée*— Respiration courte avec *anxiété* et gémissement. — Expiration violente. — *Difficulté de la respiration avec serrement de la poitrine.* — Gêne de la respiration avec manque d'air. — *Menace de suffocation en avalant,* en tournant, et en touchant le cou. — Soubresaut avec expression d'anxiété dans les traits, par la respiration, la parole, la toux et le toucher du larynx.

Toux. — *Toux nocturne,* chronique, avec râlement. — *Toux sèche, courte.*—Toux sèche avec céphalalgie et rougeur de la face. — Accès de toux sèche, le jour et la nuit, avec chatouillement à la fossette du cou. — Toux nocturne, violente et sèche, avec déchirement du sternum.—*Vers minuit, toux spasmodique sèche.*— Toux asthmatique, précédée de pleurs, d'un sentiment désagréable dans la région de l'estomac, et d'un saignement du nez et de la bouche. — *Après l'accès de* toux, éternuement. — A chaque effort de la toux, élancemens violens dans les articulations coxo-fémorales, *comme si on déchirait la matrice.* — Toux et expectoration de mucosités, après avoir mangé.

Poitrine. — Tension dans la poitrine. — Pression de la poitrine comme par une pierre. — Élancemens çà et là dans la poitrine, avec envie de tousser. — Gonflement des glandes et induration des mamelles. — Cancer des mamelles.

Cœur. — Palpitation de cœur violente qui retentit jusque dans la tête. — Pression au cœur.

Nuque. — Raideur douloureuse du cou en le retournant. — Raideur de la nuque. — Le cou et la nuque sont raides et gonflés.

Membres supér. — Déchirement dans l'aisselle. — Pression et déchirement douloureux dans les épaules, qui se propagent rapidement dans les bras, surtout la nuit. — Les mains et les bras sont gonflés et d'un rouge écarlate. — Tension dans les mains qui sont gonflées. — Tremblement des mains. — *Secousses dans les mains.*

Membres infér. — Élancemens douloureux dans les deux articulations coxo-fémorales. — Douleur brûlante dans l'articulation coxo-fémorale (droite), qui se propage vers l'hypogastre, s'aggrave par des secousses isolées, surtout la nuit, et augmente par le plus léger contact. — Assis, raideur dans les lombes, qui donne de la difficulté à se relever. — Déchirement dans les membres inférieurs, surtout dans les genoux. — Sensation en marchant comme si les jambes allaient se casser.

Sensat. gén. — *Mouvemens convulsifs* du tronc et des membres, de la face, des yeux et des bras. — Convulsions précédées du sourire. — Convulsions et raideur du corps entier avec serrement des pouces dans la main. — Convulsions épileptiques. — Flexion du corps en arrière. — Avant les accès, sensation de fourmillement, gonflement et engourdissement dans l'articulation de l'aisselle, et douleur tranchante du bas-ventre ; quelque chose remonte à la tête ; perte de connaissance. — *Le plus petit mouvement renouvelle les accès.* — *Crampes chez les enfans.* — Crampes, si on refuse aux enfans quelque chose qu'ils demandent. — Serrement de la poitrine après les accès. — Pesanteur dans les membres. — Froid des membres. — Apoplexie. — *Perte du mouvement et du sentiment d'une partie du corps* (la droite). — Tremblement dans les membres. — Faiblesse et fatigue des jambes. — Apathie.

Peau. — *Chaleur* brûlante et *sèche* de la peau. — Abcès. — *Antrax.* — Éruption vésiculaire âcre, avec bords blanchâtres et tumeur œdémateuse. — *Véritable fièvre scarlatine lisse.* — (Miliaire pourprée). Vésicules scarlatines miliaires, avec âpreté de la peau par tout le corps. — Miliaire générale. — Rougeur scarlatine uniforme *lisse* par tout le corps, avec gonflement de la peau. — *Rougeur* vive, *cuisante, non circonscrite,* avec gonflement de la face et des mains. — Rougeur lisse, foncée et pruriteuse de la peau du cou, de la poitrine, du ventre et des mains, qui est sèche et chaude.

Fièvre. — *Fièvre nerveuse avec perte de connaissance.* — *Fièvre nerveuse avec délire.* — Frissons sur les épaules et au dos, avec nausées. — Horripilations, courbature, tiraillement dans les membres et dans le dos. — *Chaleur ardente* (intérieure et extérieure), *continuelle,* universelle, *avec inquiétude.* — Le soir, frissons au début, ensuite chaleur et soif, congestion à la tête, et céphalalgie avec pression. — *Froid et chaleur, alternativement.* — Frissons et froid de quelques parties et surtout des extrémités, lorque les autres parties, la tête surtout, sont brûlantes. — Fièvre continuelle, avec exacerbation le soir. —

Sueur continuelle, et qui sent le brûlé. — Pouls accéléré et dur. — On sent battre les artères.

Sommeil. — Somnolence le jour, et la nuit sommeil inquiet. — Sommeil avec *stupeur.* — Sommeil troublé par des rêves effrayans. — *Réveil en sursaut; on parle pendant le sommeil.* — En fermant les yeux on voit des images effrayantes; secousses, épouvante. — *On s'éveille brusquement,* en ouvrant de grands yeux. — *Pendant le sommeil, on enfonce la tête dans l'oreiller.* — Dans le lit, on jette les bras et les jambes de côté et d'autre. — On se lève brusquement dans son lit.

Troubles de l'esprit, de la mém., moral. — *Perte des sens et de la pensée.* — Esprit égaré (par l'effet de la frayeur ou du chagrin). — Erreurs de l'imagination et visions effrayantes. — *Manie facétieuse.* — Délire. — *Délire terrible,* avec cris, fureur, efforts pour s'échapper, et mouvemens violens des pieds et des mains. — Délire nocturne, avec anxiété, inquiétude, et agitation agonisantes. — Oubli. — Vivacité de la mémoire. — *Anxiété et inquiétude.* — *Caractère timide et tremblant.* — Timidité pleureuse. — On s'effraie de tout. — Méfiance. — *Tristesse hypocondriaque.* — Découragement, tristesse. — Chagrin avec dépit. — On n'aime pas à parler. — *Grands caprices.* — *Rage, fureur.* — Le sujet mord, crache, bat, jure, et déchire tout ce qu'il a dans les mains. — Hurlemens, cris et pleurs de méchanceté. — Impudeur. — *Parole précipitée.* — *Envie de s'enfuir.* — Mouvemens brusques des mains dans l'air comme pour saisir quelque chose.

Notes pratiques.

Lorsque la belladonne a été donnée à trop haute dose, on applique les antidotes de la manière suivante :

Contre l'assoupissement, la manie et la fureur. — Jusquiame.

Contre les symptômes paralytiques et le mal de ventre. — Opium.

Contre le frisson, le mal de tête, et la disposition aux pleurs. — Pulsatille.

Contre l'ivresse qu'elle produit. — Vin.

Quand on a avalé beaucoup de baies. — Forte décoction de café.

Les symptômes de la belladone paraissent surtout l'après-midi et la nuit; il faut donc administrer le médicament de préférence le matin. Il convient surtout aux personnes d'un esprit triste et indolent. Dans les maladies aiguës, de petits boutons sur les angles de la bouche sont, d'après Ruckert, des indications caractéristiques pour l'application de la belladone. Le docteur Stapf a observé que les maux de tête produits par ce remède augmentent jusqu'à un degré insupportable, en entourant la tête de compresses trempées dans le vinaigre.

Hahnemann a reconnu dans la belladone une propriété spécifique contre l'hydrophobie. Il la recommande pour prévenir le développement de cette terrible maladie, chez les personnes qui ont été mordues par un animal enragé. Dans des cas semblables, il conseille de donner immédiatement une dose de belladone, que l'on répète chaque troisième ou quatrième jour, en augmentant ensuite successivement les intervalles.

La belladone, d'après les observations de Hahnemann, est le remède prophylactique de la scarlatine lisse de Sydenam. Cette découverte, qui remonte à 1801, a été reconnue dans les derniers temps par les médecins allopathes eux-mêmes. Lorsque la véritable scarlatine s'est déclarée, la belladone est encore un médicament d'une efficacité extraordinaire. Elle réussit parfaitement dans les récidives de l'ophtalmie scrofuleuse qui ressemble à l'inflammation catarrhale, et lorsqu'il y a horreur de la lumière. C'est un remède par excellence dans l'esquinancie, surtout lorsqu'elle est réunie à un gonflement extérieur du cou. Elle n'est pas moins efficace dans l'hémorrhagie utérine, et en général dans les maladies de la matrice ; dans l'odontalgie élançante chez les femmes ; dans les affections rhumatismales des femmes délicates ; enfin dans la céphalalgie nerveuse chronique, surtout lorsqu'elle s'accompagne de congestions violentes et fréquentes, avec gonflement des vaisseaux sanguins de la tête.

Guérisons produites par l'application de la belladone seule :

Égarement de l'esprit causé par effroi et chagrin. Arch., v, 1, 98 et 99.

Encéphalite. Com. pr., 1828, 22. Arch., iii, 1, 17. — iv, 1, 147. Ann., 1, 11. — iii, 267.

Hydrocéphale aiguë. Ann., 1, 17.

Céphalalgie produite par refroidissement et coupe de cheveux. Com. p., 1827, 91.

Céphalalgie nerveuse périodique. Arch., vi, 3, 87.

Céphalalgies chroniques diverses. Arch., 1, 2, 47. — iii, 1, 87. Rau. Val. de l'h., 194.

Ophtalmie. Com. p., 1828, 20. Ann., ii, 188. Bigel, etc.

Fongus médullaire. Arch., vii, 1, 54.

Saignement des yeux. Arch., vi, 2, 40.

Faiblesse de la vue. Arch., v, 2, 67.

Nyctalopie. Com., 1826, 68.

Érésypèle de la face. Rau, 165. Com. p., 1826, 40. Arch., iii, 1, 42. — x, 2, 82.

Inflammation du nez. Ann., 1, 102

Tic douloureux. Arch., v, 1, 101.

Aphonie. Ann., iii, 10.

Trismus. Arch., viii, 3, 140.

Induration et gonflement de la lèvre sup. Arch., vii, 2, 78.

Esquinancie. Arch., 1, 3, 178. — v, 3, 19. — vii, 1, 50. — x, 2, 63. Ann., 1, 17 et 220. — ii, 200. — iii, 152. Com. p., 1827, 4.

Vomissement avec diarrhée après refr. Arch., ix, 2, 92.

Inflammation du bas-ventre chez une femme en couche. Arch., viii, 1, 67.

Fièvre puerpérale. Arch., i, 1, 65. — ii, 2, 84. — vii, i, 67.

Métrite. Communic. prat., 1827, 38.

Prolapsus uteri, et induration. Comm. prat., 1826, page 71.

Hémorrhagie utérine. Comm. prat., 1826, 24. Ann., 1, 112.

Asthme compliqué. Ann., 1, 292.

Toux spasmodique. Comm. prat., 1828, 3.

Toux et oppression avec hémorrhoïdes. Rummel, 268.

Toux chronique nocturne chez un enfant scrofuleux. Arch., iv, 2, 48.

Coqueluche. Comm. prat., 1826, 18. Gaspari, 17, 8.

Affection rhumatismale. Rummel, 96. Ann., ii, 309.

Convulsions épileptiques. Ann., 1, 314. — ii, 320.

Crampes des enfans. Arch., 1, 4, 98. Ann., 1, 302.

Tétanos. Arch., vii, 3, 72.

Apoplexie. Arch., v, 1, 67.

Antrax. Ann., 1, 366.

Fièvre inflammatoire. Ann., 1, 1. Arch., vii, 1, 27.

Fièvre scarlatine. Ann., 1, 4, 147, 228. — ii, 234. Arch., iii, 1, 32. — vi, 2, 27, etc.   (*N. D. T.*)

CAUSTIQUE (*Causticum*).

Durée d'action, 50 jours. — Antid. Café. Eth. Nitr.

Tête. — Pression au cerveau qui rend la tête entreprise, obscurcie et stupide. — *Élancement dans les tempes.* — Raideur lancinante au vertex. — *Élancemens à la tête.* — Sensation d'engourdissement à l'occiput. — Tension et raideur des tégumens de la tête.

Yeux. — *Suppuration des yeux.* — *Inflammation scrofuleuse des yeux.* — Presbyopie. — Étincelles devant

6..

les yeux. — *Voltige de filamens bruns devant les yeux.* — *Amaurose commençante* (cataracte).

Oreilles. — Serrement dans l'oreille. — Sensation dans l'oreille comme si tout ce qui est en dedans faisait effort pour sortir. — Bourdonnement et bruissement dans la tête et les oreilles. — Écoulement de pus fétide. —Sensation d'écorchure dans le conduit auditif.

Nez.—*Éruption au bout du nez.*—Verrues anciennes au nez et aux sourcils.— On mouche du sang tous les matins.

Face. —Couleur jaune de la face surtout aux tempes, avec des lèvres pâles bleuâtres. — Éruption à la face.

Lèvres. — Sensation de spasme aux lèvres.

Mâchoires. — Douleurs arthritiques dans les mâchoires. — Tension et tiraillement douloureux au-dessus du menton.

Dents. — *Dents douloureuses chassées de leurs alvéoles.* — Suppuration chronique dans un point de la gencive, — *Fistule dentaire.*

Soif et faim. — Soif vive avec peu d'appétit.

Gorge. — Expuition de mucus en renaclant. — *Mucosités à la gorge et derrière le palais.* — Gonflement des glandes du cou semblable au goître. — Sensation de froid qui monte de la gorge. — Mal comme de déchirure dans l'intérieur de la gorge, pendant qu'on fait des efforts.

Nausées. — Nausées qui vont jusqu'à la défaillance.

Estomac.—Pression et serrement comme par une griffe dans l'estomac. — *Douleurs spasmodiques d'estomac.* — Pesanteur d'estomac après avoir mangé du pain. — Douleurs d'estomac avec chaleur à la tête, aggravées par tous les mouvemens brusques ; on se trouve mieux en se couchant ; frissons, lorsque les douleurs augmentent.

Ventre. — Pression dans la partie supérieure du ventre. — *Gros ventre chez les enfans.* — *Gonflement du bas-ventre.* — Déplacement des vents, et selles dures.

Selles. — Efforts inutiles et fréquens d'aller à la selle; elle
vient avec douleur, anxiété et rougeur de la face. —
Évacuations alvines, noueuses ou très minces. — Déchirement dans le rectum pendant la selle. — *Consti-*
pation chronique.

Urines.— Envie fréquente d'uriner avec soif; on rend peu d'u-
rines. — *Pissement involontaire le jour et la nuit.* —
Émission involontaire de l'urine en toussant, éter-
nuant et marchant. — L'urine devient trouble en se
reposant. — Acreté dans l'urètre pendant et après
l'émission des urines.

Organes génit. — Pollutions fréquentes. — Défaut d'érections. — Les règles sont retardées, mais abondantes;
elles coulent par caillots. — Les règles tardent à paraître à l'époque de la puberté. — *Stérilité avec règles*
retardées. — *Fleurs blanches abondantes* dont l'o-
deur est comme celle des règles.

Corysa, larynx, voix. — Obstruction des deux narines. —
Sensation d'excoriation au larynx hors le temps de la
déglutition. —Raucité et âpreté de la voix, le matin
et le soir.

Toux. — *Toux courte.* —Toux sèche, creuse, avec douleur d'écorchure dans la poitrine. — Douleur dans
les hypocondres en toussant. — Asthme spasmodique.

Cœur. —*Élancemens au cœur.* — *Palpitations de cœur.*

Dos, omop., sacr. —*Raideur douloureuse du dos,* surtout
en se levant de dessus sa chaise.—Tiraillement et déchirement dans les omoplates. — Douleur au sacrum;
on sent chaque mouvement du corps dans le
sacrum.

Membres supér. —. Douleurs arthritiques et rhumatismales
dans les membres. — Tiraillemens dans les bras. —
Pression douloureuse au-dessous du coude. — *Senti-*
ment de plénitude dans la main en saisissant un
objet. — Engourdissement douloureux d'un doigt.—

Élancement depuis un doigt jusqu'au coude. — Raccourcissement et induration des tendons des doigts.

Membres infér. — Froid aux pieds. — *Gonflement des pieds.* — *Marche mal assurée* d'un enfant, et facilité à tomber. — Raideur dans les articulations des jambes. — En posant le pied à terre, *douleur dans l'articulation coxo fémorale* (et le pied), produite comme par une *luxation* ou une entorse.

Peau. — Éruption miliaire, urticaire. — Dartres. — Vessie rongeante, panaris, et cors douloureux.

Sens. gén. — Grande sensibilité aux courans d'air et au froid. — Déchirement violent dans les articulations, diminué par la chaleur du lit. — Hors du lit, faiblesse paralytique et démarche mal assurée. — Grippe opiniâtre. — *Le soir, agitation insupportable dans les membres.* — Assis, inquiétude générale, et anxiété à la région du cœur. — Les douleurs paraissent s'aggraver le soir et à l'air libre. — Les symptômes qui apparaissent à l'air libre, se perdent dans la chambre ; il ne reste qu'un peu de pression douloureuse à la tête. — Grande lassitude et abattement universel, surtout le soir. — Les symptômes primitifs sont plus lents à paraître que ceux des autres remèdes antipsoriques. — *Le café semble augmenter tous les symptômes.*

Fièvre. — La nuit, frissons avec douleur dorsale, suivis de sueur universelle. — Sueurs nocturnes. — *Sueur en marchant au grand air.*

Sommeil. — Somnolence diurne semblable au coma somnolent. — Insomnie nocturne causée par différens symptômes, et fréquent réveil en sursaut quand on s'endort. — Insomnie nocturne avec chaleur sèche.

Moral. — Distraction. — Faiblesse de la mémoire. — Anxiété, *crainte.* — *Mélancolie.* — *Idées chagrinantes*

nuit et jour. — *Pleurs.* — On a peur la nuit. — Tristesse. — Grandes angoisses.

Notes pratiques.

Le caustique est un des médicamens dont on peut le moins
se passer dans les maladies chroniques des yeux. Les inflammations scrofuleuses de ces organes peuvent rarement
être guéries sans lui. Il exerce une action particulière et éminemment salutaire sur les organes génitaux, et principalement
dans les cas d'incontinence d'urine, d'ischurie, et de dy-
surie. Ruck., ii, 72.

Le caustique a été employé avec de brillans succès dans un
cas de rhumatisme aigu, accompagné de fièvre très intense.
Arch., vi, 1, 94. Il a déployé des effets salutaires dans quelques affections spasmodiques, épileptiques. Ann., ii, 319. On
a vu sous son influence s'améliorer plusieurs symptômes graves des maladies du larynx. Ann., ii, 334. Le caustique est
un des meilleurs remèdes contre la paralysie. Gaz. Hom.
Enfin, il a également réussi dans plusieurs cas de gale. Arch.,
vi, 2, 73.   (*N. D. T.*)

CHAUX CARBONATÉE (*Calcarea carbonica*).

Durée d'action , 50 jours. — Antid. Camph. Eth. Nitr.

Tête. — Vertiges en montant, et quand on marche à l'air
libre. — La tête habituellement prise, comme si elle
était pressée en avant par une planche. — *Étourdissement et tremblement avant le déjeûner.* — Après
avoir marché à l'air libre, martellement douloureux
dans la tête, qui oblige à se coucher. — Tension à
une tempe qui se propage au vertex. — Térébration de
la tête comme si elle allait éclater. — Palpitations
douloureuses de la tête augmentées par le travail d'esprit et les boissons spiritueuses. — *Battement au cen-*

tre du cerveau. — Bourdonnement et mal de tête avec chaleur des joues. — *Froid glacial dans le côté droit de la tête.* — Céphalalgie frontale avec pression et assourdissement *qui augmente par le travail de l'esprit*, et quand on se baisse. — Céphalalgie lorsqu'on lève quelque chose à faux. — Grande circonférence de la tête, et fontanelles ouvertes chez les enfans. — *Le soir, sueur à la tête.* — *Chute des cheveux* chez les femmes en couche.

Yeux. — Trouble de la vue et voltige de plumes devant les yeux. — Presbyopie. — *Les pupilles sont extrêmement dilatées.* — Obscurcissement de la vue en lisant, ou après le dîner. — *Pression dans les yeux.* — *Inflammation scrofuleuse des yeux*, et même avec suppuration et ptérigions de la cornée. — Gerçures, ardeur et douleur tranchante aux paupières. — Prurit et élancemens dans les yeux. — *Ardeur et douleur tranchante dans les yeux en lisant à la lumière.* — *Larmoiement des yeux à l'air libre.* — Suppuration aux yeux. — Sensation de froid dans les yeux.

Oreilles. — *Battement dans les oreilles.* — Bourdonnement, bruissement et tintement des oreilles. — Craquement dans l'oreille en avalant. — *Dureté de l'ouïe.* — Dureté de l'ouïe produite par la suppression d'une fièvre intermittente au moyen du sulfate de quinine.

Nez. — Obstruction du nez par un pus jaune et fétide. — *Sécheresse désagréable du nez.* — *Odorat émoussé.*

Face. — Prurit et éruption à la face. — Taches de rousseur. — Gonflement sans chaleur de la face. — Couleur jaune pâle de la face.

Mâchoires. — Les glandes sous-maxillaires et celles du cou sont gonflées et douloureuses. — *Goître* volumineux. — Gonflement des amygdales avec sensation d'étroitesse du cou en avalant. — Ulcère fistuleux à la mâchoire inférieure

Bouche, goût. — Contraction spasmodique de la bouche.

— Le matin en s'éveillant, *sécheresse de la langue.* — La parole n'est pas distincte. — Le matin, goût d'amertume à la bouche. — Rapports amers. — *Répugnance à fumer du tabac.*

Dents. — *Dentition difficile.* — Gonflement des gencives. — Mal de dents après l'usage des boissons froides. — Tiraillement et élancement *douloureux dans les dents, qui durent jour et nuit, et sont renouvelés par la chaleur et le froid.* — Douleur des dents produite par un courant d'air, et augmentée par le bruit. — Odontalgie chez les femmes enceintes.

Faim et soif. — Le matin, boulimie. — Faim presque aussitôt après avoir mangé. — Chaleur après avoir mangé. — *Soif vive et continuelle* surtout pour les boissons froides, avec *défaut total d'appétit.*

Vomissement. — Vomissemens acides chez les enfans. — Vomissement de sang.

Estomac. — *Faiblesse d'estomac* avec digestions languissantes. — Pression à l'estomac après avoir mangé, et en toussant. — Spasme de l'estomac. — Pression à l'estomac, la nuit. — Gonflement de la région précordiale avec pression douloureuse.

Hypocondres. — On ne peut supporter un habit juste autour des hypocondres.

Ventre. — *Déplacement des vents.* — Colique dans la partie supérieure du ventre. — Pression douloureuse du ventre avec pincemens et élancemens, sans diarrhée.

Selles. — *Relâchement continuel* ou fréquent du ventre; deux selles par jour. — La diarrhée des enfans a une odeur acide. — *Selles dures et constipation.* — Sortie des boutons hémorrhoïdaux avec douleur brûlante pendant la selle. — Sentiment de détente et de courbature après la selle.

Urines. — *Urines trop fréquentes.* — Étreintes en urinant. — *Pissement de sang.* — Polypes de la vessie. — Hémorrhoïdes de la vessie. — Écoulement de sang par l'urètre. — Brûlure dans l'urètre. — Urines foncées et fétides avec sédiment blanc.

Org. génitaux.— Appétit vénérien augmenté. —*Stérilité avec des règles abondantes et prématurées.*— *Règles trop abondantes et prématurées.* — *Écoulement de sang par la matrice,* hors le temps des règles. — Suppression des règles avec plétore anormale. — Gonflement et douleur des mamelles avant les règles. — Pendant les règles douleurs déchirantes dans le bas-ventre, et serrement comme d'une griffe au sacrum. — *Avortement* (1). — *Fleurs blanches avant les règles.* — Leucorrhée comme du lait qui coule en urinant. — *Fleurs blanches brûlantes et pruriteuses.* — Prurit au pudendum pendant l'écoulement des fleurs blanches.

Corysa. — Éternuemens fréquens, même sans corysa. — *Corysa sec.* — *Corysa fluent qui est long à s'établir.* — Corysa habituel.

Voix. — Enrouement, raucité de la voix.

Respiration. — Gêne de la respiration en se baissant. — Gêne de la respiration qui diminue lorsqu'on retire les épaules en arrière.

Toux. — Toux sèche, par chatouillement dans la gorge, souvent avec vomissement. — Toux le soir dans le lit. — Toux la nuit en dormant. — *Toux sèche violente le soir et la nuit.* — *Toux le matin avec expectoration jaune et fétide.* — *Chatouillement dans la gorge comme causé par les barbes d'une plume,* et *qui excite à tousser.* — Toux chez les femmes enceintes. —*Phthisie tuberculeuse.*

Poitrine. — Coups dans la poitrine. —Élancement dans la poitrine en respirant profondément. — *Élancement*

_____

(1) On ne doit pas employer ce médicament quand les règles sont régulières, et qu'elles viennent en petite quantité ou trop tard.

dans un côté de la poitrine dans le mouvement, et quand on est couché sur le côté. — Brûlure dans la poitrine. —Enflure avec chaleur forte des mamelles. — *Suppression du lait chez une nourrice.*—Écorchure des mamelons.

Cœur. — Palpitations et tremblement du cœur avec anxiété.

Nuque. — *Raideur de la nuque.*

Dos, sacrum. — Douleur nocturne dans le dos et dans les bras. — Élancemens dans le dos, entre les omoplates, et dans le sacrum. —Douleur de luxation dans le dos. — Gonflement et déviation de la colonne vertébrale.— Douleur dans les lombes et les reins en allant en voiture.

Membres supér. — Tiraillemens et déchiremens dans les bras, la nuit. — Lassitudes spontanées des bras, comme une paralysie. — Engourdissement de la main en saisissant un objet.— Gonflement des mains. — Stupeur et engourdissement des doigts même dans la chaleur. — *Nœuds de goutte dans les articulations du poignet et des doigts.* — Fourmillement et engourdissement dans les doigts. — Paralysie fréquente des doigts.

Membres infér. — Élancemens dans les cuisses en posant le pied à terre. — Pesanteur et raideur des jambes. — Serrement de crampe dans les jambes. — Tumeur blanche du genou.— *Tuméfaction du genou.* — Taches rouges aux jambes. — Ulcères aux extrémités.— Gonflement de la plante des pieds et des malléoles. — Prurit violent aux jambes. — Sueur des pieds. — Brûlure à la plante des pieds. — Sensibilité douloureuse du gros orteil. — Douleur des cors.— Le soir, les pieds sont engourdis, comme morts. — Varices chez les femmes enceintes.

Os. — Exostose. — Carie.

Peau. — La peau de tout le corps est âpre, et comme semée

de boutons miliaires. — *Verrues.* — Exantême chronique. — Urticaire. — *Dartres humides.* — Varices. — *Loupes* qui se renouvellent tous les mois, et suppurent. — Tumeur fistuleuse.

Sensat. génér. — Frissonnement visible dans la peau, qui commence aux pieds et monte jusqu'à la tête, qui en devient étourdie. — *Accès d'épilepsie.* — Danse de Saint-Guy. — Grande sensibilité à l'air humide et froid. — *On a une grande disposition à lever un objet à faux;* il en résulte de la raideur et du gonflement à la nuque, avec céphalalgie. — *Grande disposition à se refroidir.* — Le soir, malaise, comme précurseur de la fièvre intermittente. — Inquiétude qui fait mouvoir sans cesse les bras et les jambes. — *Grande sueur même par un mouvement très modéré.* — Grande fatigue à la suite d'une marche modérée au grand air. — Déchirement dans les bras et les jambes. — *Manque de forces, lassitude.* — *Plétore excessive.* — Fatigue à la suite du parler. — Tous les symptômes se renouvellent et s'aggravent par un travail fait dans l'eau, ou quand on lave. — Grand embonpoint chez les jeunes gens.

Fièvre. — Grand frissonnement intérieur sans soif. — Frissonnement continuel avec beaucoup de soif. — Chaleur avec soif. — Fièvre tierce paraissant le soir, d'abord avec chaleur à la face, et froid ensuite. — Anxiété pendant la sueur. — *Sueurs nocturnes.* — La nuit, sueur sur la poitrine.

Sommeil. — Somnolence le jour et le soir de très bonne heure. — On s'éveille très souvent la nuit. — Rêves avec anxiété; imagination vagabonde et rêvasseries la nuit. — *Chaleur avec anxiété nocturne; asthme et inquiétude dans le lit.* — La nuit, pression à la région précordiale, qui de là remonte au larynx et à la tête. — *Soif nocturne.*

Moral. — *Susceptibilité nerveuse.* — Anxiété commençant

au crépuscule.— Disposition à s'effrayer— *Caractère pleureur.* — Manque d'hilarité, avec pesanteur des jambes. — Accès de désespoir causé par la perte de sa santé.

Notes pratiques.

La chaux est surtout efficace après l'usage du soufre et du nitre. La simple respiration par le nez de l'une de ses plus hautes atténuations, apporte un grand soulagement dans la dentition difficile des enfans. On a cru long-temps qu'on ne pouvait administrer la chaux qu'une seule fois dans le cours d'un traitement antipsorique; mais l'expérience a prouvé que cette assertion était erronée. On a prétendu encore que la chaux ne devait jamais être employée lorsque les règles retardaient, et coulaient avec peu d'abondance. Une publication faite dans la *Gazette homéopathique* du 3o janvier 1833, tendrait à démontrer que cette règle n'est point absolue, et qu'on a retiré de très bons effets de ce médicament précisément dans le retard et le peu d'abondance des règles.

Hahnemann regarde la chaux comme un des meilleurs remèdes anti-épileptiques. Ce médicament s'est montré salutaire dans un fongus hématode et un obscurcissement de la cornée, Arch., vii, 2, 62; dans un cas de dureté de l'ouïe, Arch., viii, 3, 6o ; et dans les crampes de l'estomac avec vomissement des alimens, Ann., i, 258. Ruckert a constaté la grande utilité de la chaux dans les éruptions dartreuses humides. On l'a administrée avec succès dans une espèce de danse de St.-Guy, survenue après la miliaire, avec une énorme quantité de verrues, Arch., viii, i, 46; dans les crampes épileptiques, Ann., i, 3i2 ; dans la nécrose et les exostoses, Arch., viii, i, 44; dans la carie, Arch., ix, 3, 95 ; dans les loupes et les ulcères fistuleux, Arch., viii, i, 73. La chaux seule a suffi pour la guérison d'un cas de phthisie tuberculeuse. Ann., i, 344.   (*N. D. T.*)

CHARBON ANIMAL (*Carbo animalis*).

Durée d'action , 36 jours. — Antid. Camph.

Tête. — *Le matin, vertiges.* — Vertiges, avec nausées en se redressant ; ils passent quand on se baisse ou qu'on se couche. — Le matin, douleurs de tête, comme après l'ivresse produite par le vin. — Pesanteur à l'occiput. — *Céphalalgie qui augmente à l'air frais.* — Sensibilité des tégumens de la tête à la pression du chapeau. — Sensation comme si on avait quelque chose de placé dans le front, au dessus des yeux, qui empêche de regarder en haut.

Yeux. — *Grande presbyopie avec dilatation de la pupille.*

Oreilles. — *Bourdonnement dans les oreilles.* — *Écoulement des oreilles.*

Nez. — Douleur des os du nez. — La pointe du nez rouge, brûlante et fendillée.

Face. — Éruption abondante de boutons, non douloureux, à la face. — Taches lisses, rosées (d'un rouge cramoisi vif), épaisses au toucher. — *Érésypèle de la face.*

Dents. — Gencives rouges, gonflées et douloureuses. — Grand ébranlement des dents.

Goût, nausées. — *Goût d'amertume à la bouche.* — Renvois inutiles avec douleur. — Nausées la nuit.

Estomac. — Pression à l'estomac, même à jeûn, et le soir, dans le lit, après s'être couché. — *Faiblesse de l'estomac, telle que tous les alimens produisent du malaise.* — Borborygmes bruyans dans l'estomac et le ventre. — *Crampes d'estomac.*

Ventre. — *Pression et douleur tranchante dans la région du foie.* — *Déplacement des vents.* — Vents fétides.

Selles. — Selles dures, noueuses, ou seulement envie inutile d'aller à la selle avec sortie de vents. — Transudation collante, inodore, au périné.

Urines. — Urines abondantes. — Écoulement involontaire de l'urine.

Organes génitaux. — Leucorrhée qui forme des taches jaunes sur le linge. — Les lochies sont très ténues et fétides.

Corysa. — Corysa sec qui empêche de respirer par le nez. — Obturation du nez.

Toux. — Le matin, toux avec expectoration causée par la sécheresse de la gorge.

Poitrine. — Serrement de la poitrine le matin, et après avoir mangé. — Sensation de froid dans la poitrine. — *Nœuds douloureux sur la poitrine.* — *Inflammation érésypelateuse des mamelles chez les femmes en couche.*

Sacrum. — Élancement au sacrum, en respirant profondément.

Membr. sup. — Induration des glandes de l'aisselle. — Transpiration au creux des aisselles. — *Raideur arthritique des articulations des doigts.* — Engourdissement de la main.

Membres inf. — Tumeur inflammatoire aux pieds et aux orteils, avec chaleur et douleur, comme s'ils avaient été gelés. — Serrement de crampe des orteils.

Sensat. gén. — Pression douloureuse dans les articulations et les muscles. — Tous les membres sont comme engourdis, surtout la tête. — *Grande disposition à se donner des tours de reins.* — Prurit par tout le corps, surtout le soir au lit. — *Gonflement, induration et douleur des glandes.* — Engelures.

Fièvre. — Frissons le soir dans le lit, et sueurs pendant le sommeil. — Le soir, *grand froid des pieds* et des mains. — Chaleur nocturne. — Sueurs nocturnes débilitantes, surtout aux cuisses.

Sommeil. — Sommeil agité, plein de rêves.

Moral. — Alternatives de gaîté et de tristesse. — Sensibilité excessive, avec dépit taciturne et morosité.

Notes pratiques.

Le charbon animal a montré sa plus grande efficacité dans le gonflement des glandes parotides, et dans les nœuds douloureux des mamelles. Arch., ix, 1, 140.   (*N. D. T.*)

CHARBON VÉGÉTAL (*Carbo vegetabilis*).

Durée d'action, 36 jours. — Antid. Camphre. Café.

Tête. — Céphalalgie et battemens de tête après le dîner et le soir. — *Mal de tête provenant d'échauffement.* — *Pesanteur de tête.* — Céphalalgie comme produite par la contraction des tégumens de la tête. — Sensibilité des tégumens de la tête à la pression, par exemple d'un chapeau.

Yeux. — *Douleur des yeux par suite de regards soutenus.* — *Pression aux yeux.* — *Suppuration des yeux pendant la nuit.* — Prurit et démangeaison dans les angles des yeux. — *Myopie.*

Oreilles. — Rougeur et chaleur de l'oreille externe, tous les soirs. — *Manque de cérumen.* — Bourdonnemens.

Nez. — Épistaxis fort et fréquent précédé et suivi d'une grande chaleur.

Face, lèvres. — Couleur de la face pâle, d'un jaune grisâtre. — *Lèvres gercées.* — *Ictère.*

Dents. — *Gencives saignantes.* — La gencive se détache et s'éloigne des dents incisives. — *Ébranlement habituel des dents.* — Douleur des dents déchirante et tiraillante. — Douleurs des dents qui produisent une sensation de contraction. — Écorchure des gencives.

Bouche. — *Scorbut de la bouche.* — *Sécheresse de la bouche, ou afflux d'eau.*

Gorge. — Mal de gorge comme produit par un gonflement. — Sensation de constriction à la gorge, qui empêche la déglutition. — *Sensation de grattement dans la gorge.* — *Abondance de mucus* qu'on peut expulser en renâclant. — Apreté de la bouche et de la langue.

Goût, faim et soif. — *Goût d'amertume dans la bouche.* — *Goût salé.* — *Tous les alimens ont un goût salé.* — *Dégoût habituel de la viande.* — *Faim et soif immodérées.*

Rapp., nausées, vom. — Rapports vides, amers. — *Rapports des alimens gras.* — Renvoi des alimens. — Acides dans la bouche après le dîner. — Malaise et pression à l'estomac après le dîner. — *Sueur en mangeant.* — *Le matin nausées.* — Nausées continuelles. — Vomissement de sang. — La nuit, un liquide âcre et chaud, remonte à la gorge.

Estomac. — Crampes de l'estomac, avec sensation d'une pression brûlante, beaucoup de vents, et grande sensibilité de la région précordiale. — Douleurs d'estomac chez les nourrices.

Ventre. — *Ballonnement extraordinaire du bas-ventre après le dîner.* — Élancemens au-dessous des côtes. — Coliques de vents. — Pincemens au-dessous du nombril, qui se propagent du côté gauche au côté droit, avec sentiment de paralysie à la jambe droite. — Gonflement extraordinaire du ventre par les vents, avec chaleur dans tout le corps.

Selles. — *Selles liquides pâles.* — Selles difficiles qui pourtant ne sont pas dures, avec grande étreinte et brûlure à l'anus, et douleurs du bas-ventre semblables à celles de l'enfantement. — Constipation.

Anus. — Douleur des boutons hémorrhoïdaux. — Hémorrhoïdes fluentes. — Écorchure et humidité du périnée.

Urines. — Fréquente envie d'uriner, avec anxiété, le jour et la nuit. — *Pissement au lit.* — Urines trop foncées. — Urines rouges mêlées avec du sang. — *Diabetès.*

7

Org. génit. — Pollutions fréquentes. — *Appétit vénérien, immodérément voluptueux.* — Éjaculation trop prompte du sperme pendant le coït. — Taches sur le gland humides, rouges et lisses. — *Les règles reviennent trop tôt,* avec des coliques de crampe. — Menstruation trop abondante.

Coryza. — Obstruction du nez qui s'aggrave le soir.

Voix. — Enrouement prolongé. — *Le matin* (et le soir), enrouement augmenté en parlant trop long-temps.

Trachée. — Mal à la trachée artère.

Toux. — Catarrhe et mal de gorge (pendant la miliaire). — Tous les jours, trois, quatre accès de toux spasmodique. — Le soir, toux spasmodique prolongée. — Toux avec crachement de sang, et douleur ardente dans la poitrine.

Poitrine. — *Serrement de poit.* — Asthme provenant d'*hydrothorax.* — Sensation d'écorchure et de rhagades dans la poitrine. — Brûlure à la région précordiale avec congestion de la poitrine, et violentes palpitations de cœur. — *Phthysie pulmonaire.* — Taches brunâtres sur la poitrine. — Inflammation des mamelles.

Dos. — Tiraillemens dans le dos.

Membres sup. et inf. — *Chaleur des mains.* — Sueur des pieds. — *Les orteils sont rouges, gonflés,* avec une douleur lancinante, comme s'ils étaient gelés. — Crampes aux mollets la nuit. — Ulcères indolens au bout des doigts et des orteils. — Varices chez les femmes enceintes.

Sensat. gén. et peau. — *Engourdissement des membres.* — Douleurs dans les membres, comme par luxation, ou après avoir levé quelque chose à faux. — *Les membres sont comme brisés, le matin après être sorti du lit.* — Tremblottement et tressaillement partiels dans les membres pendant la journée. — Douleur déchirante rhumatismale dans les extrémités. — *Douleurs brûlantes* dans les membres, dans les os, et dans les ulcères. — Malaise à la suite d'une débauche de vin faite la veille. — Grande faiblesse portée jusqu'à l'évanouissement, le matin au lit, ou en commençant à marcher. — Vers midi, apathie universelle, et envie d'appuyer la tête et de se reposer. — Prurit universel, lorsqu'on commence à avoir chaud dans le lit, le soir. —*Ulcères fétides aux jambes, qui saignent facilement, et produisent une douleur cuisante, avec un pus âcre et sanieux.* — Induration des glandes. — Éruption fine et granuleuse. — Taches et stries d'un rouge brunâtre. — Urticaire miliaire.

Fièvre. — Le soir et la nuit, froid fébrile suivi de chaleur passagère. — *Sueurs nocturnes.* — Sueur d'une odeur acide, le matin. — Fièvre intermittente, avec soif seulement pendant le froid.

Sommeil. — Grande somnolence, le jour. — Insomnie produite par l'agitation du corps. — Rêvasseries nocturnes, et réveil en sursaut produit par des rêves effrayans. — *Peur des fantômes, la nuit.*

Moral. — Faiblesse de la mémoire subite revenant périodiquement. —Lenteur des idées. — Idées fixes. — Disposition à se mettre en colère; humeur violente. — Le soir, anxiété et agitation.

Notes pratiques.

Le charbon végétal produit une céphalalgie violente, la soif suffocante, et une foule d'autres symptômes qui n'ont pu être guéris que par l'arsenic. Aussi, le docteur Franz regarde l'arsenic comme son meilleur antidote.

Une propriété caractéristique du charbon végétal est la douleur brûlante. Il doit donc être employé dans toutes les maladies où se rencontre ce symptôme, surtout dans les ulcères lymphatiques.

Lorsque, dans le choléra, les symptômes principaux ont

cessé, et que ceux de congestion apparaissent; lorsque la stupeur se manifeste, que l'oppression est prédominante, et que les joues deviennent rouges, et se couvrent d'une sueur gluante, on donne, avec le plus grand succès, le charbon végétal. Arch., XII, 2, 123.

Ce médicament a très bien réussi dans les simples congestions de sang à la tête, Arch., VI, 3, 981; dans le scorbut des gencives avec odeur fétide, à la suite de l'abus du mercure, Gaspari; dans les crampes d'estomac qni forcent à se courber, et gênent la respiration, en produisant une douleur de constriction, Arch., VIII, 1, 70; dans les crampes d'estomac chroniques, avec pression brûlante et grande accumulation de vents; contre les vents, et les renvois fréquens après le dîner; contre les hémorrhoïdes avec épistaxis. Le charbon jouit d'une efficacité extraordinaire dans la bronchite chronique, et dans l'asthme réuni à l'hydrothorax; dans une espèce d'enrouement chronique qui augmente, surtout le soir; dans les ulcères et les ulcères variqueux des jambes; dans cette disposition à se refroidir qui fait que le plus petit courant d'air produit un rhumatisme, de l'enrouement, une douleur déchirante dans les membres, de la transpiration, Gasp., 23; dans les fièvres intermittentes où la soif ne se fait sentir que dans la période du froid, et manque dans celle de chaleur, Arch., X, 73.

(N. D. T.)

CIGUE (*Conium maculatum*).

Durée d'action, 30 à 35 jours. — Antid, Café. Eth. Nitr.

Tête. — Vertige dans lequel tout tourne en rond, en se redressant. — *Vertige en regardant autour de soi,* comme si le malade allait tomber de côté. — *Céphalalgie lancinante chronique.* — Accès de céphalalgie déchirante qui oblige à se coucher. — *Élancemens au sommet de la tête.* — Pesanteur de la tête. — Grande sensibilité du cerveau, même par la parole et par lé bruit. — Mal de tête qui rend stupide en marchant au grand air.

Yeux. — *Sensation de froid dans les yeux* en allant au grand air. —Inflammation et rougeur du blanc des yeux. — Couleur jaunâtre du blanc des yeux. — *Prurit dans les yeux*, et ardeur cuisante quand on les frotte. — *Myopie* (presbyopie). — *Aveuglement par la lumière du jour.* — Obscurcissement de la vue. — Points foncés et bandelettes colorées devant les yeux, dans la chambre.— Cataracte (après un coup). — *Taches de la cornée.*— Proéminence des yeux.—. Les yeux paraissent ternes.

Oreilles.—Élancemens dans l'oreille en allant au grand air. — *Déchiremens et élancemens dans les oreilles et autour.* — Elancemens tiraillans dans les oreilles, de dedans en dehors. — Accumulation de cérumen. — Cérumen d'une couleur rouge de sang. — Bruissement, tintement et bourdonnement dans l'oreille. —Sensibilité douloureuse de l'ouïe.— Induration des glandes parotides.

Nez. — Obstruction du nez, le matin. — *Obstruction chronique des deux narines.* — Sentiment pénible de sécheresse dans le nez. — *Écoulement de pus par le nez.* —Odorat très sensible.

Face. — *Chaleur à la face.* — Couleur de la face, pâle, bleuâtre, et souvent gonflement. — *Prurit à la face.* — Éruption pruriteuse à la face. — Éruption boutonneuse au front.

Lèvres. — Lèvres sèches, écailleuses. — Ampoules et ulcères aux lèvres. — Cancer des lèvres.

Dents. — Douleur tiraillante dans les bonnes dents, en allant au grand air. — Douleur lancinante dans les

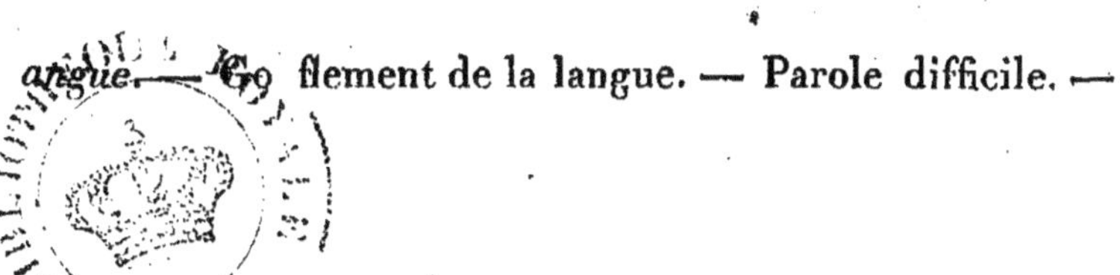

angue.— Gonflement de la langue. — Parole difficile. —

Déglutition difficile. — *Déglutition involontaire.* —
En allant au vent, on est obligé d'avaler souvent.

Gorge. — Grattement dans la gorge.

Rapports. — *Fréquens rapports à vide, toute la journée.* —
Rapports bruyans. — Rapports ayant le goût des alimens. — Pyrosis qui remonte jusqu'à la gorge. —
Plénitude dans la fossette du cou, avec sensation de
rapports qui vont survenir sans qu'il en paraisse. —
Sentiment comme si un corps rond remontait de la
région précordiale. — Après avoir mangé, ardeur
qui remonte dans le pharynx. — Le pain ne veut pas
descendre, et est sans saveur. — Boulimie. — *Nausées chez les femmes enceintes.*

Estomac. — Pesanteur d'estomac après avoir mangé. —
Constriction douloureuse à l'estomac. — *Spasme
d'estomac.*

Hypocondres. — Tension douloureuse autour des hypocon-
drés, qui sont comme serrés par un lien. — Serrement dans la région hépatique.

Ventre. — Constriction serrante dans le bas-ventre. — *Sensation d'écorchure* dans le bas-ventre, en marchant
sur le pavé. — Tournoiement et fouillement dans la
région ombilicale. — Le matin en s'éveillant, plénitude dans le bas-ventre. — Borborygmes, et gargouillemens dans le ventre. — Coliques pendant la
sortie des vents. — Après avoir mangé du lait, le
bas-ventre devient subitement gonflé.

Selles. — *Constipation avec vains efforts pour aller à la
selle.* — Chaque second jour, *selle dure.* — Déjections alvines, diarrhoïques, non digérées, avec coliques.

Urine. — *Pression sur la vessie,* comme si l'urine voulait
sortir de suite. — La nuit, urines abondantes, involontaires. — En urinant, l'urine s'arrête tout-à-coup,
et ne coule plus de nouveau qu'au bout de quelques
instans. — *Déchirement dans l'urètre en urinant.* —

Urine épaisse, troublée, blanchâtre. — *Pissement de sang.*

Org. génit. — Impuissance et *défaut d'érection.* — Érections insuffisantes qni *durent trop peu de temps.* — Défaut d'énergie dans l'acte vénérien. — Émission de semence avec érection faible. — *Spasmes hystériques.* — Pression vers le bas, et élancemens dans le vagin. — Élancemens dans les grandes lèvres. — Spasmes hystériques, qui débutent par un fouillement au-dessus du pudendum, suivis de gonflement du ventre entier, et qui remontent à la poitrine, avec élance-mens dans le côté gauche. — Prurit aux parties géni-tales. — *Stérilité avec absence des règles.* — *Règles* (trop tôt) *trop peu abondantes.* — *Suppression des règles.* — Pression vers le bas, et douleur tiraillante dans la cuisse pendant les règles.—*Flueurs blanches, âcres, brûlantes,* à la suite de coliques.

Trachée. — Affection de la trachée artère.

Toux. — *Toux spasmodique, sèche.* — Toux suffocante, avec chaleur passagère. — Toux chez les sujets sero-fuleux. — Toux des femmes enceintes. — Toux avec douleurs du ventre. — Accès de coque-luche, la nuit.

Poitrine. — *Serrement de la poitrine, le matin en s'éveil-lant.* — *Respiration courte en marchant.* — Accès de suffocation, comme si le haut de la gorge se remplis-sait d'un corps étranger. — Gêne de la respiration avec douleur de la poitrine, le soir au lit. — Élancemens dans le sternum. — Pneumonie ner-veuse. — Secousses dans la poitrine. — Inflamma-tion aux mamelles. — Induration et élancemens douloureux des mamelles. — *Cancer du sein.* — *Squirrhe des glandes du sein après un coup et des contusions.*

Cœur. — Battemens de cœur après avoir bu.

Nuque, dos et sacrum. — *Serrement et compression au-dessus des hanches.* — Tension dans la nuque. — Douleur cuisante dans les vertèbres cervicales inférieures. — Douleurs au sacrum en se renversant en arrière.

Memb. sup. — *Aisselles comme écorchées par la pression.* — Les mains comme mortes, surtout dans les paumes. — *Sueur à la paume des mains.* — Panaris. — Sur l'avant-bras, dartres humides, croûteuses, avec brûlure.

Memb. inf. — Douleurs tiraillantes dans les hanches. — Lassitude dans les genoux. — Gonflement douloureux du pied. — *Disposition des pieds à se refroidir.* — Froid aux pieds.

Os. — *Carie des os.*

Peau. — *Éruption ortiée à la suite d'un grand exercice.* — Fréquentes taches rouges et pruriteuses sur le corps. — *Dartres anciennes humides.* — Taches brunes sur le corps.

Sens. génér. — Fourmillemens et élancemens dans les *tumeurs des glandes.* — Sensation de frisson dans les articulations pendant le repos. — Induration des glandes après des coups et des contusions. — Les ulcères deviennent noirs avec sanie sanguinolente et fétide. — Les ongles des doigts sont d'une couleur jaune. — Hydropisie. — Paroxismes d'hystérie et d'hypocondrie, par accès séparés (après avoir satisfait immodérément l'appétit vénérien). Accès, élancemens qui partent de l'estomac, sous les côtes gauches, et s'étendent jusque dans le dos. — Défaut de chaleur vitale. — Lassitude par tout le corps, surtout dans les jambes. — Le matin, au lit, on se trouve malade et fatigué. — *Accablement subit en marchant.* — *Disposition extrême à se refroidir.* — On devient très facilement ivre par la plus petite

boisson spiritueuse. — Les symptômes paraissent
surtout au repos, rarement pendant le mouvement.
— Ils s'aggravent la nuit, et font cesser le sommeil.

Sueur. — Sueur au commencement du sommeil. — Sueur
nocturne.

Sommeil. — *Somnolence pendant le jour*, et même le matin.— *Somnolence le soir, avec contraction des paupières.* — On s'endort tard le soir dans le lit. — Sommeil fantastique rempli de rêves.

Troubles de l'esprit, de la mém.— Faiblesse de la mémoire.
— On ne se souvient de rien; compréhension difficile.

Moral. — Disposition à s'effrayer. — *Éloignement pour le
travail.* — Anxiété hystérique avec grande envie de
pleurer. — Indolence hypocondriaque.— Découragement. — *Mauvaise humeur et tristesse.* — Irritabilité
et grande disposition à se fâcher. — Confusion des
idées et délire. — Misanthropie, et cependant répugnance à rester seul.

Notes pratiques.

Hahnemann recommande particulièrement la cigüe contre
l'hypocondrie des personnes qui vivent éloignées de l'autre
sexe, et contre l'induration des glandes, des parotides, et
des lèvres, etc.

C'est l'un des remèdes dont on peut le moins se passer
dans l'ophtalmie scrofuleuse, Ruck. II, 101. On l'a employé
avec avantage dans cet état lymphatique des yeux qui s'accompagne d'horreur de la lumière, Ann., I, 79; dans la
cataracte produite par un coup, Hahn., M. m., p. IV, 238;
et dans le cancer des lèvres, Arch., VIII, 2, 70.

Ce remède est une grande importance dans la suppression
complète des règles, ainsi que dans leur apparition tardive
et difficile chez les jeunes filles, Ruck., II, 103. Il est excel-

lent contre les pollutions nocturnes immodérées qui ne sont
pas une suite de l'onanisme ; et dans les affections chloroti-
ques, hystériques, avec perte des mamelles ; il produit une
action remarquable déjà au bout de huit jours, Gaz. ho-
méop., 1, 21. La ciguë est d'un grand secours dans la toux
spasmodique sèche, Hart. thér., 1, 235 ; et contre le ma-
rasme sénile. Comm. pr., 1826.   (*N. D. T.*)

CLÉMATITE DROITE (*Clematis erecta*).

Durée d'action, cinq semaines. — Antid. Bryon et Camphre.

Tête. — Le matin, pesanteur et obscurcissement de la tête. —
Pendant le mouvement, pression et tension douloureuse au front et au côté (droit) ; qui semble avoir son
siége dans l'os. — Martellemens et coups dans la
tête. — Douleur ardente et tranchante dans les tégumens du front. — Éruption boutonneuse au front, à
la racine et à la pointe du nez, ainsi qu'au menton ; ils
commencent par un élancement aigu, suppurent et
sont douloureux au toucher.

Yeux. — *Inflammation des yeux* avec un fort larmoiement.
— Démangeaison au bord des paupières, quand on les
ferme. — Élancemens aigus dans les angles des yeux.
— Pression douloureuse sur le globe des yeux. —
Photophobie.

Oreilles. — Brûlure à l'oreille externe. — Tintement devant
les oreilles.

Face. — *Pâleur maladive de la face.* — Ardeur dans la peau
des joues. — Douleur brûlante et tranchante qui traverse la lèvre inférieure. — Cancer des lèvres. —
Éruption vésiculaire aux lèvres.

Glandes sous-max. — *Gonflemens des glandes sous-maxillaires*, avec des nœuds durs qui donnent de la tension
et des battemens, et sont douloureux au toucher.

Dents. — Douleur d'écorchure aux gencives des dents molaires. — Élancement, tiraillement et secousses douloureuses des dents, qui se propagent à l'oreille, à l'œil,
et à tout un côté de la tête, et qui rendent incapable
de tout travail d'esprit. — Odontalgie lorsqu'on est
couché horizontalement dans son lit, augmentée jusqu'au désespoir, qui dure toute la nuit, avec agitation,
faiblesse, et sueurs d'angoisses. — Odontalgie aggravée par la fumée du tabac.

Langue. — Le matin, élancemens obtus et térébrans dans la
langue. — Le matin, sécheresse de la langue. — Expuition de crachats sanguinolens.

Faim. — Sentiment de satiété avec un bon appétit.

Nausées. — Nausées avec sentiment de débilité dans les membres inférieurs, après le dîner, en fumant du tabac,
chez les personnes qui en ont l'habitude.

Hypocondres. — Par le toucher, et en se baissant, douleur
dans le foie comme s'il était brisé.

Région inguin. — Pression à l'anneau inguinal, comme si une
hernie voulait sortir. — *Tumeur et secousses douloureuses dans les glandes inguinales. — Induration des
glandes inguinales.*

Ventre. — Douleurs de tension et de constriction dans les
reins, en marchant.

Selles. — Diarrhée.

Urines. — Constriction et rétrécissement de l'urètre. — Brûlure et prurit dans l'urètre, en commençant à uriner. —
Tension douloureuse dans le cordon des vaisseaux
spermatiques, en urinant. — Élancemens qui montent
de la cavité du ventre, jusqu'à la poitrine, en urinant.
— L'urine s'arrête, coule goutte à goutte, et ensuite
involontairement.

Organes gén. — *Gonflement douloureux, et induration du
testicule.* — Épaississement du scrotum. — Traction
douloureuse dans le scrotum et le cordon des vaisseaux
spermatiques, jusqu'à la région inguinale et le haut

de la cuisse. — Brûlure au pénis pendant le coït. — Dégoût pour le coït, comme après en avoir abusé.

Corysa. — Corysa fluent d'une telle force, que le mucus coule involontairement.

Poitrine. — Pression à la poitrine. — Élancement, secousse dans la poitrine aggravés par l'inspiration. — Coups violens et lancinans dans le côté (gauche) de la poitrine et du ventre. — Induration de la glande mammaire. — Cancer des mamelles.

Membres sup. Pression et tiraillemens douloureux dans les membres supérieurs et leurs articulations. — Nœuds arthritiques.

Membres inf. — Douleurs tranchantes dans les cuisses. — Éruption pustuleuse aux lombes. — *Dartres écailleuses aux cuisses.* — Abcès aux cuisses.

Peau.—*Dartres chroniques,* avec démangeaison insupportable par la chaleur du lit. — *Éruption écailleuse* avec sanie jaune et rongeante. — Éruption vésiculaire.

Sensations gén. — Lassitudes dans tous les membres, surtout après avoir mangé, avec battement sensible des artères. — *Flaccidité des muscles.* — *Grande maigreur.* — *Ébranlement dans tout le corps.* — Après le coucher, tressaillemens des muscles en divers endroits du corps. — Fourmillement, battement et brûlure dans les ulcères. — Élancement dans les bords des ulcères, en les touchant.

Fièvre. — Fièvre quarte qui consiste en frissons suivis de chaleur. — Le matin, en s'éveillant, sueur qui ne permet pas de se découvrir.

Sommeil. — Somnolence continuelle, même le matin lorsqu'on s'éveille, on retombe endormi. — Le soir et la nuit, insomnie. — Sommeil inquiet avec agitation et rêves. — Le matin, on est tout endormi.

Moral. — Morosité, mécontentement, taciturnité. — *Tristesse et peur d'un malheur à venir.* — Indifférence calme, comme si on ne pensait à rien.

Notes pratiques.

On a obtenu plusieurs fois de très bons résultats de la Clématite, dans le gonflement et l'induration des testicules, surtout après la suppression des gonorrhées. Ce médicament a parfaitement réussi dans une espèce de dartre des cuisses avec une croûte écailleuse, et un gonflement des glandes inguinales, Arch. 1, 3, 163.   (*N. D. T.*)

COLOQUINTE (*Cucumis colocynthis*).

Durée d'action, de 30 à 40 jours. — Antid. Caust. et Camom.

Tête. — Douleur de tête comme produite par des courans d'air, et qui se dissipe à l'air libre. — *Pression douloureuse au front*, qui s'aggrave en se baissant, et quand on se couche sur le dos. — Accès rhumatismal dans le côté gauche de la tête, qui revient tous les jours à cinq heures du soir. — Migraine avec pression et crampe douloureuse.

Ventre. — Coliques atroces (qui consistent en tranchées, serrement comme par une griffe, et contractions); elles forcent à se plier en deux, *avec agitation générale*, frissons à la face qui viennent du bas-ventre. — Constriction des intestins. — Pincement et picotement du bas-ventre qui diminuent par le mouvement. — Grande sensibilité et brisure du ventre. — Tranchées comme par des coups de couteau, avec frissons et déchirement dans les jambes. — *Timpanite*, avec de violentes coliques, comme si les intestins étaient serrés entre des pierres. — Gonflement du bas-ventre.

Selles. — *Déjections alvines, diarrhoïques*, écumeuses, jaunes, verdâtres, d'une odeur acide, fétide et putride.

— Diarrhée muqueuse. — Selles sanguinolentes. — Constipation. — Hémorrhoïdes gonflées et douloureuses. — *Hémorrhoïdes aveugles.*— Écoulement du sang par l'anus. — Contraction du rectum pendant la selle.

Urines. — *Sécrétion urinaire diminuée.* — Envie inutile d'uriner. — Fétidité de l'urine qui devient bientôt épaisse, gélatineuse et glutineuse.— Pendant les douleurs, écoulement d'une urine claire et abondante.

Org. génit. — Impuissance absolue. — Rétraction du prépuce derrière la couronne du gland.

Toux. — *Toussottement sec produit par le grattement du larynx.* — Toussottement en fumant du tabac.

Poitrine. — La nuit, accès de serrement de poitrine.— Gêne de la respiration produite comme par une compression. — Nœuds douloureux aux mamelles.

Cou., omop., lomb. — Tension au cou et aux omoplates. — *Tension et élancement douloureux aux lombes et dans les hanches.* — Douleur dans la région lombaire qui descend jusqu'aux jambes.

Memb. inf. — En marchant, douleur dans la partie supérieure droite de la cuisse, comme si les muscles psoas étaient raccourcis. — *Sciatique.* — Élancemens dans plusieurs endroits des jambes, surtout pendant le repos. — Difficulté de mouvoir le genou. — Pesanteur dans les jambes comme s'il y avait du plomb, accompagnée de tremblement.— Raideur dans toutes les articulations.

Peau. — *Prurit* insupportable *avec agitation du corps*, surtout le soir au lit, suivi de sueur. — La peau de tout le corps tombe en écailles.

Sensat. génér. — Faiblesse en marchant à l'air libre. — Secousses dans quelques muscles des membres. — *Élancement déchirant le long de tout le corps.* —

Tous les membres sont contractés comme ceux d'un hérisson. — Raccourcissement général des tendons. — Évanouissement avec froid des parties extérieures.

Fièvre. — Froid et frissons avec chaleur de la face, sans soif. — Pendant la nuit, sueur à la tête, aux mains, aux jambes et aux pieds, qui a l'odeur de l'urine.

Sommeil. — Sommeil agité. — Le sujet, en dormant, est couché sur le dos, une main derrière l'occiput.

Moral. — Anxiété, abattement de l'âme, avec taciturnité morose. — *Anxiété et inquiétude.* — Disposition à pleurer.

Notes pratiques.

La coloquinte est le remède par excellence contre les coliques de différens genres. Cette propriété a été constatée par l'expérience d'un grand nombre de praticiens. Arch., ii, 2, 119. v, 3, 27.—Ann., ii, 264 et 268. Ce médicament est encore plus efficace que la camomille dans les maladies qui surviennent à la suite des chagrins, Comm. du docteur Franz. On l'a employée avec un succès extraordinaire dans une inflammation arthritique des yeux avec douleur brûlante, Comm. pr., 1829, 37 ; dans une inflammation chronique du psoas, Ann., xii, 82 ; et dans une espèce de tympanite, Arch., v, 3, 27. (*N. D. T.*)

DIGITALE (*Digitalis purpurea.*)

Durée d'action , 6 semaines et plus. — Antid. Opium.

Tête. — *Vertiges avec tremblement.* — Obscurcissement de la tête. — Tête entreprise avec le sentiment du choc des vagues. — Faiblesse de la mémoire, avec chaleur de la tête. — Déchirement douloureux dans les pariétaux et les tempes. — Pression douloureuse dans le front et les tempes, qui augmente par le travail d'esprit. — Le soir et la nuit, élancement dans les tempes. — Tension dans la partie antérieure de la tête, produite en tournant les yeux de côté. — Sentiment dans la tête en se baissant, *comme si quelque chose tombait en avant.*—Céphalalgie en portant la tête en arrière. — Céphalalgie dans un côté, *comme un prurit intérieur.* — Élancement dans les tempes et le front. — *Propension de la tête à tomber en arrière.*

Yeux. — Propension à tourner les yeux de côté (gauche). — Dilatation de la pupille. — Pression douloureuse dans les yeux, fortement augmentée par le toucher.— *Larmoïement* prurigineux des yeux, surtout dans la chambre.—Sécrétion du mucus augmentée, *et agglutination des paupières.* —*Inflammation des glandes de Meibonius.* — *Obscurcissement de la vue.* — Les objets paraissent jaunes ou verts. — Étincelles et couleurs diverses devant les yeux. — Amaurose.

Oreilles. — Sensation de serrement dans les oreilles. — Tension dans les oreilles. — Élancement et tiraillement derrière les oreilles.

Face. — Pâleur de la face. — *Les paupières et les lèvres sont bleuâtres.* — Pression et *brûlure* dans l'arcade surcilière.—Tiraillement douloureux dans la région zygomatique.

Bouche. — Sensation d'âpreté dans la bouche et au palais.

Langue, salive. — *Salivation abondante.* — Salive fétide.— *Langue bleuâtre.*

Goût, faim, soif. — Défaut d'appétit, avec propreté de la langue. — *Amertume de la bouche.* — *Désir des alimens amers*, et des boissons acides. — Goût d'amandes douces dans la bouche. — Soif.

Rapp., vomiss. — Défaut d'appétit avec nausées. — Renvois d'acides après le repas. — *Nausées.* — *Vomissement de mucosités.* — Vomissement de bile et d'alimens enveloppés de mucus.

Estomac. — Pesanteur et *sentiment de débilité dans l'esto-*

mac, comme si la vie allait s'éteindre. — Sentiment comme si l'estomac était retiré. — Pression dans la région précordiale, comme par un énorme poids.

Ventre. — Coliques déchirantes et lancinantes, avec envie de vomir, surtout pendant l'expiration et dans le mouvement. — Contraction et pincemens dans le ventre, comme si l'on tordait les intestins. — *Ascite.* — Coliques et diarrhée produites par un refroidissement.— Pression tensive, et crampes tiraillantes dans la région inguinale.

Selles. — Selles diarrhoïques qui consistent en matières et mucosités, précédées de frissons et de coliques. — *Selles grisâtres couleur de cendre.* — *Selles blanches comme la chaux.*

Urines. — *Envie d'uriner inutile.* — *Difficulté de l'excrétion des urines*, comme par le rétrécissement de l'urètre. — *Diminution de la sécrétion des urines.* Urine d'un brun foncé. — Nausées avant et après l'émission de l'urine. — Brûlure dans l'urètre en urinant. — Contraction douloureuse dans l'urètre en urinant. — Douleurs tranchantes et tiraillantes dans la vessie, pendant qu'on urine. — *Inflammation de la vessie.*

Organes génit. — Douleur comme de contusion dans les testicules. — Écoulement d'humeur prostatique. — (Suppression des règles.)

Corysa. — Le matin, corysa avec *enrouement.*

Respiration. — *Gêne de la respiration, étant couché.* — Gêne pénible de la respiration, dans la journée, étant assis.

Toux. — *Toux sèche*, avec douleur dans les bras et les épaules. — *Toux avec crachats de sang*, produite par l'irritation du palais.

Poitrine. —Le matin, constriction suffocante de la poitrine, qui oblige à s'asseoir dans le lit. — Constriction douloureuse de la poitrine, en se baissant. — Pression

dans la poitrine, étant assis, la poitrine penchée. —
Hydrothorax. — Battemens de cœur si violens, qu'on
peut presque les entendre, avec anxiété et constriction
derrière le sternum. — Frissons aux mamelles.

Dos, sacr. — Raideur et tension des muscles extérieurs du
cou. — Douleur tranchante dans la dernière vertèbre
du cou, qui oblige de redresser la tête. — Tiraillement dans le dos et le sacrum, comme après un refroidissement. — Douleur de brisure au sacrum, en se
mouchant.

Membres. — *Douleurs lancinantes dans les muscles des membres.*—Douleur paralytique du bras.—Goutte noueuse.
— Brisure dans les articulations, comme après un
violent effort. — *Froid des mains et des pieds.* —
Ongles livides.

Sensations gén. — *Cyanose.* — *Ictère.* — Collapsus subit
des forces. — *Grande lassitude, comme si on allait
s'évanouir,* avec sueur générale.—Facilité à s'évanouir.
— *Hydropisie universelle.* — *Grande faiblesse des
nerfs.*— Élancemens brûlans et déchirans çà et là dans
le corps.

Peau. — Prurit rongeant qui force à se gratter ; le grattement
augmente le prurit, qui devient une brûlure lancinante, comme produite par des aiguilles. — *Induration des glandes.*

Fièvre. — Pouls plein et *très lent.* — Froid qui commence
aux extrémités, et se propage par tout le corps. —
Frissons intérieurs, avec chaleur extérieure. — Chaleur qui vient subitement, et se dissipe bientôt, suivie
de débilité. — *Sueur nocturne, abondante.* — Sueur
froide au front.

Sommeil. — La nuit, sommeil incomplet, pendant lequel on
conserve presque la connaissance, avec agitation. —
Sommeil interrompu. — La nuit, réveil avec anxiété

et frayeur, comme si on était à la fin de son sommeil. — Somnolence diurne.

Moral. — *Grande anxiété.* — Mauvaise humeur et propension à la dispute. — Abattement et anxiété. — Tristesse avec disposition aux larmes, et sentiment intérieur de maladie. — Amour particulier et ardeur pour le travail.

Notes pratiques.

La digitale est le médicament par excellence, dans l'hydropisie où l'on n'a point déjà fait un abus allopathique de cette substance. On l'emploie avec avantage dans l'hydrocéphale qui survient à la suite d'une inflammation cérébrale, Arch., iii, 3, 68. Elle est d'un grand secours pour la guérison de l'ophtalmie, Hartm., i, 303. La digitale s'est montrée fort efficace dans plusieurs cas de gastrite, Ruck. 109. Ann., ii, 264. Arch., ix, 2, 101. Dans une espèce de psoïte chronique, Ann., i, 126. Dans la fièvre vermineuse, et dans un cas d'ictère, Arch., viii, 1,100. Dans un corysa et une toux chroniques, Arch., i, 126. Dans la goutte qui se fixe sur les os, Arch., iv, 2, 31. Et enfin, dans la cyanose., Arch., iv, 3, 93. (*N. D. T.*)

DOUCE AMÈRE (*Dulca amara*).

Durée d'action , de 30 à 40 jours. — Antid. Inconn.]

Tête. — Fort et continuel étonnement de la tête. — Pression et assourdissement douloureux de la tête qui n'occupe que quelques endroits. — Sensation comme si l'occiput était agrandi. — Congestion à la tête avec bourdonnement des oreilles, et dureté de l'ouïe.

Yeux. — Pression aux yeux surtout en lisant. — Sensation

dans les yeux comme si du feu en jaillissait. — *Inflammation scrofuleuse des yeux.* — *Amaurose.*

Oreilles. — Serrement nocturne des oreilles avec nausées.

Nez. — *Saignement d'un sang vermeil* et brûlant, avec le sentiment de pression au-dessus du nez.

Face. — Mouvemens convulsifs dans les lèvres et les paupières à l'air froid. — Éruption à la face. — Rougeur circonscrite des joues avec pâleur de la face.

Bouche. — Scorbut de la bouche après un refroidissement.

Langue, salive. — Difficulté de parler comme si la langue était paralysée. — *Sécheresse de la langue avec beaucoup de soif, et augmentation de la sécrétion salivaire.* — *Salivation.*

Goût, soif. — Goût fade et savonneux. — *Soif violente.*

Gorge. — *Inflammation de la gorge après un refroidissement.* — Pression à la gorge comme si la luette était allongée. — *Gonflement de glandes du cou.*

Vomiss. — Nausées avec *vomissement de mucus épais seulement.*

Estomac. — Après un repas modéré, ballonnement de l'épigastre et du bas-ventre. — Rétraction de la région précordiale, avec brûlure douloureuse.

Ventre. — Sensibilité douloureuse de la région du nombril. — *Tranchées autour du nombril.* — Élancemens et pincemens autour du nombril. — Pincemens violens du ventre comme par la présence d'un ver qui ramperait, picoterait, et rongerait. — *Coliques produites par un refroidissement.* — Ascite. — Gonflement des glandes inguinales.

Selles. — *Diarrhée* avec coliques après un *refroidissement.* — *Diarrhée sanguinolente chronique* avec démangeaison à l'anus. — Diarrhée chez les femmes enceintes et en couche. — Diarrhée muqueuse verdâtre. — Constipation.

Urines. — Urines claires et visqueuses **en les rendant; elles** deviennent ensuite troubles, et redeviennent plus tard claires avec un *sédiment muqueux.* — Rétention d'urine. — Écoulement très peu abondant d'urines d'une odeur désagréable.

Org. génit. — Menstruation abondante. — Stérilité des femmes.

Corysa. — Corysa sec qui augmente à l'air froid.

Toux. — *Coqueluche après un refroidissement,* excitée par l'inspiration profonde. — Toux humide. — Toux avec expectoration d'un sang vermeil.

Poitrine. — *Élancemens obtus* qui ressemblent à des coups, dans les deux côtés de la poitrine. — Sensibilité douloureuse semblable aux flux des vagues, dans le côté gauche de la poitrine. — *Forte oppression de poitrine en expirant et en inspirant.* — Hydrothorax. — *Phthisie muqueuse.* — La nuit, suppression de la sécrétion du lait chez les femmes en couche après un refroidissement.

Cœur. — Forte palpitation du cœur qu'on peut sentir à l'extérieur.

Nuque. — *Raideur de la nuque.*

Dos, sacrum. — Douleur lancinante, fouillante, dans les lombes au-dessus de la hanche gauche. — Douleur violente dans les lombes, surtout dans le repos. — Élancement et pression dans le dos et dans le bras, qui augmente extrêmement la nuit.

Memb. sup. — *Paralysie des bras* comme par un accès d'apoplexie, avec froid glacial, ou comme par une contusion ; elle est plus forte dans le repos, et se dissipe par le mouvement. — Éruption dartreuse sur les mains. — *Sueur de la paume des mains.* — *Verrues aux mains.*

Memb. inf. — Douleur tiraillante et déchirante surtout dans les cuisses. — Bouffissure et gonflement des jambes, mais non pas du pied. — Brûlure dans les pieds et aux orteils.

Peau. — *Fièvre urticaire.* — *Éruption de vessies* qui contiennent une humeur aqueuse jaunâtre. — Tumeur froide. — Croûtes dartreuses sur tout le corps. — Éruption de dartres avec gonflement ds glandes. — Induration des glandes. — Exantême qui paraît subitement après un refroidissement. — Les symptômes augmentent surtout le soir et dans le repos.

Sensat. génér. — *Déchirement dans les membres après un refroidissement.* — Grande lassitude. — Maigreur. — *Gonflement subit du corps.* — La face, le tronc et les membres sont gonflés comme dans l'hydropisie.

Fièvre. — Frissons fréquens surtout le soir, avec un froid tel qu'on ne peut pas se réchauffer auprès du feu. — *Sécheresse et brûlure de la peau* avec délire et soif. — Sueur générale surtout la nuit. — Sueur fétide avec abondante excrétion d'urine. — Sueur abondante. — Fièvre muqueuse après un refroidissement.

Sommeil. — Grande somnolence, le jour. — Sommeil inquiet par l'effet de la chaleur et de tressaillemens, surtout après minuit. — *On s'éveille de très bonne heure.*

Moral. — Délire nocturne avec augmentation des douleurs. — Grande impatience. — Disposition à chercher querelle, sans dépit. — *Inquiétude intérieure.*

Notes pratiques.

La douce amère est presque spécifique dans un grand nombre de maladies aiguës qui proviennent de refroidissement. Elle a été employée avec succès dans une espèce de céphalalgie, Ann., I, 234; dans plusieurs cas de diarrhée et de coliques par refroidissement, Gasp., 183 ; Arch., 1, 3, 170 ; Arch., IV, 1, 113 ; Hartm., 104 ; dans le gonflement des glandes de l'aine et du cou, Ruck., 1, 158. On peut se servir utilement de la douce amère comme médicament intermédiaire dans la phthisie pituiteuse, Ruck., 1, 158. Elle est très salutaire dans beaucoup d'affections exantématiques, et dans les maladies consécutives de la miliaire, *id.* Ce médicament s'est montré fort efficace dans une hydropysie survenue chez un enfant, à la suite d'une fièvre intermittente, Ann., 1, 353 ; dans une fièvre violente avec rhumatisme universel, Ann., II, 183 ; et contre les verrues des mains, Arch., II, 3, 118.

ÉTAIN *(Stannum.)*

Durée d'action , 5 semaines. — Antid. Pulsatille.

Tête. — Tous les matins, mal de tête, nausées, et mauvaise humeur. — Céphalalgie avec battemens dans les tempes. — *Céphalalgie frontale errante avec pression et assourdissement.*

Yeux. — Tressaillemens et mouvemens convulsifs des yeux. — Élancemens brûlans aux paupières. — *Suppuration nocturne des yeux.* — Ulcération à l'angle interne des yeux comme une fistule lacrymale. — *Yeux ternes, troubles, enfoncés.* — Convulsions des yeux.

Oreilles. — Tiraillement douloureux dans les oreilles comme un ténesme. — Tintement des oreilles. — Le trou des boucles d'oreilles suppure. — Cris dans les oreilles en se mouchant.

Face. — *Face pâle et cave.* — Tiraillemens douloureux dans les pommettes et les orbites. — Gonflement de la mâchoire supérieure et des joues.

Mâchoire. — Ébranlement des dents. — Crampes dans les mâchoires. — Gonflement douloureux des glandes sous-maxillaires.

Bouche, parole, gorge. — Odeur désagréable de la bouche. — *Faiblesse et difficulté de la parole par manque de forces.* — *Beaucoup de mucosités dans la bouche et dans la gorge* avec envie de crachotter, ce qui produit une forte douleur d'écorchure dans le cou. — Apreté dans la gorge. — Après avoir crachotté, la voix est plus haute.

Faim, soif. — Soif augmentée. — *Faim insatiable.*

Vom. — Après le dîner, malaise dans le pharynx et le gosier suivi d'un vomissement amer. — *Vomiturion violente,* suivie de vomissement d'alimens non digérés. — *Vomissement de sang.*

Estomac. — Tension douloureuse à la région précordiale. — Pression violente à l'estomac. — Crampe et serrement comme d'une griffe à l'estomac et autour du nombril, avec malaise général. — Crampe d'estomac avec renvois amers; sentiment de faim dans l'estomac avec diarrhée.

Ventre. — *Coliques spasmodiques au-dessus et au-dessous du nombril.* — Pression à la région hépatique. — Sensation de vacuité dans le bas-ventre. — *Déplacement des vents.* — Fouillement dans le bas-ventre avant chaque selle. — Pression dans le bas-ventre comme avant l'apparition des règles, qui augmente par la pression extérieure.

Selle. — *Envie fréquente et inutile d'aller à la selle.* — Selles sèches, dures et noueuses.—Selles peu abondantes verdâtres. — Selles muqueuses.

Urines. — Urines rares. — Défaut d'excitation à uriner, comme si la vessie était insensible; la plénitude seule du bas-ventre indique le besoin de le faire. — Fréquente envie d'uriner.

Org. génit. — *Augmentation de l'appétit vénérien.* — Irritation violente et voluptueuse qui porte à l'émission du sperme. — Pollutions nocturnes. — Menstrues abondantes. — Anxiété et mélancolie avant les règles. — Leucorrhée muqueuse, transparente, avec grande perte des forces.

Corysa. — Corysa sec d'un seul côté. — Pesanteur et obstruction de la partie supérieure des narines.

Voix, trachée. — *Apreté et raucité de la voix.* — Mucosités abondantes dans la trachée, qui sont facilement expectorées par une toux légère. — *Phthisie trachéale.*

Toux. — *Toux sèche* violente, *le soir* jusqu'à minuit. — *Toux le jour avec expectoration douceâtre et verdâtre.* — Toux avec expectoration jaune et salée. — Toux avec expectoration d'un goût putride. — Toux avec crachats muqueux abondans.

Poitrine. — *Douleur d'écorchure dans la poitrine* après l'expectoration. — *Phthisie ulcéreuse.* — *Phthisie pituiteuse.* — *Le soir, gêne* très forte *de la respiration* avec anxiété, qui force à desserrer ses vêtemens, et s'accompagne d'un sentiment de vacuité à la région précordiale. — *Élancement dans le côté gauche* de la poitrine pendant l'inspiration, et quand on est couché sur le côté droit. — En inspirant profondément, sentiment agréable de légèreté, qui ne dure pas long-temps. — Hydrothorax. — *Sensation de faiblesse dans la poitrine.* — Tension sur la poitrine. — Le soir, constriction de la poitrine avec anxiété.

Nuque. — Faiblesse des muscles de la nuque, et craquement des vertèbres cervicales en branlant la tête. — Élancement dans la nuque et les omoplates. — Le corps recourbé en arrière.

Memb. sup. — Douleur paralytique dans l'articulation scapulo-humérale. — Pesanteur paralytique du bras. —

Gonflement des mains, le soir. — Engelures aux mains. — Envies douloureuses aux doigts. — *Brûlure violente dans les mains et dans les pieds.*

Memb. inf. — Lassitude et pesanteur paralytique des membres inférieurs. — Pression tiraillante dans les hanches jusqu'au sacrum. — Raideur et tension des jarrets. — *Gonflement des malléoles, le soir.* — Sensation désagréable de chaleur aux pieds.

Sensat. gén. — *Affaissement* extraordinaire *physique* et moral, avec tremblement, surtout pendant de légers mouvemens. — *Grand amaigrissement.* — Le parler fatigue extrêmement. — *Spasmes hystériques et hypocondriaques* avec douleurs dans le bas-ventre, et dans la région du diaphragme. — *Épilepsie avec serrement du pouce dans la paume des mains, et jactation, le soir.* — Convulsions épileptiformes des enfans pendant la dentition. — *Paralysie des bras et des jambes.* — *Pression tiraillante dans les membres.* — Les symptômes se dissipent à la marche, et reviennent dans le repos, excepté la lassitude qui est plus sensible pendant la marche. — Les symptômes commencent doucement, parviennent graduellement jusqu'à un degré d'intensité remarquable, et se dissipent de la même manière; cela a lieu particulièrement pour les douleurs pressantes et tiraillantes.

Fièvre. — Avant midi, frissons et horripilations avec froid des mains, et insensibilité du bout des doigts. — Frissonnement dans le dos, avec chaleur brûlante à la paume des mains, et soif, le soir. — Chaleur qui, souvent, n'a lieu qu'à la tête, avec soif. — *Sensation de chaleur avec anxiété, au plus léger mouvement.* — *Sueurs nocturnes très débilitantes.* — Sueurs matinales abondantes.

Sommeil. — Somnolence diurne. — *On s'endort très tard.*

— Inquiétude nocturne et *beaucoup de rêves*. — Le
   matin, on n'a pas assez dormi.
Moral. — *Grande inquiétude.* — Dépit, morosité taciturne,
   misanthropie. — Emportemens de colère qui se
   dissipent rapidement. — Anxiété et pleurs. — Découragement.

Notes pratiques.

On a employé l'étain avec succès dans les crampes chroniques de l'estomac, et dans la leucorrhée chronique débili-
tante, Com. pr., 1826. Il agit comme palliatif sur les
douleurs atroces excitées par le ténia. Un catarrhe pulmonaire chronique avec expectoration muqueuse abondante,
serrement de poitrine et grande faiblesse, a été guéri par ce
médicament, Com. pr., 79, 1826. Il est très souvent indiqué dans la phthisie trachéale, qu'il peut arrêter momentané-
ment, mais qu'il ne suffit pas pour guérir complètement. Sa
grande efficacité dans la suppuration des poumons a été
prouvée par de nombreux exemples. Arch., II, 2, 86. — III,
1, 96. — IV, 1, 159. Ann., 1, 149. L'étain est un médicament inappréciable dans les sueurs nocturnes débilitantes
contre lesquelles tous les autres moyens ont échoué. On a retiré des effets avantageux de son emploi dans les convulsions qui surviennent aux enfans pendant le travail de la
dentition. Enfin, il a opéré la guérison d'une espèce d'hypocondrie et d'hystérie, accompagnées de crampes dans les intestins. Com. pr., 1826.   (*N. D. T.*)

EUPHORBE (*Euphorbium*).

Durée d'action, de 6 à 7 semaines — Antid. Camph. Suc de citron.

Tête. — Vertige tournoyant à tomber. — Céphalalgie pressante. — *Douleur de brisure dans l'occiput.*

Yeux. — Prurit aux paupières et aux angles des yeux. — Pesanteur et sécheresse des paupières. — *Le matin, suppuration des yeux.* — *Larmoiment avec démangeaison des yeux.* — Obscurcissement de la cornée. — *Vue trouble.* — Myopie. — Vue double.

Oreilles. — Étreintes des oreilles à l'air libre.

Face. — Gonflement des joues d'un blanc œdémateux. — *Gonflement des joues, rouge, enflammé, douloureux, avec des vessies jaunâtres,* qui secrètent une humeur épaisse et jaunâtre (une espèce d'érisypèle vésiculaire). — Boutons prurigineux au-dessus des sourcils, qui rendent après le grattement une eau sanguinolente. — Bouton rouge au menton, douloureux comme un abcès.

Bouche. — Sécheresse intérieure de la bouche, sans soif extraordinaire.

Dents. — *Odontalgie lancinante et pressante.* — *Douleur de dents, augmentée par le toucher* et la marche. — En commençant à manger, frissons et odontalgie accompagnée de douleurs à la tête et aux pommettes. — Douleurs de gencives qui se propagent jusqu'à l'oreille. — *Friabilité des dents.*

Salive. — *Salivation* précédée de frissons et de serrement comme d'une griffe à l'estomac.

Gorge. — *Brûlure dans la gorge* jusqu'à l'estomac, avec chaleur et anxiété.

Goût, soif, renvois. — Soif pour les boissons froides. — Goût fade, rance, ou amer. — Renvois vides.

Estomac. — *Brûlure dans l'estomac comme du feu.* — Constriction spasmodique de l'estomac. — Sensibilité douloureuse de l'estomac, comme par un coup. — Contraction de l'estomac.

Ventre. — Sentiment de vide dans le ventre, comme après avoir pris un émétique. — Brûlure dans le ventre. — Coliques spasmodiques causées par des vents. — Tendance des vents à remonter, soulagée en tenant la tête dans la main, le coude appuyé sur le genou.

Selles. — Selles diarrhoïques avec ténesme, brûlure au rectum, douleur d'écorchure au ventre, précédées de prurit à l'anus. — Évacuations alvines, d'abord liquides, plus tard noueuses.

Urines. — Envie d'uriner avec difficulté et diminution de l'excrétion des urines.

Organes génit. — Élancemens aigus et tranchans à l'orifice du gland. — Prurit voluptueux au prépuce. — Déchirement dans les testicules. — Brûlure au scrotum. — Écoulement de l'humeur prostatique sans érection.

Corysa. — Démangeaison suffocante et violente dans le nez, jusqu'aux sinus frontaux, avec sécrétion abondante de mucus.

Resp., toux. — Respiration courte, comme si la poitrine était trop étroite, avec tension dans les muscles de la poitrine. — *Toux sèche et creuse, produite par un chatouillement à la gorge et à la poitrine.* — Jour et nuit, toux sèche, comme produite par la gêne de la respiration, avec crachats copieux le matin.

Poitrine. — Sensation de chaleur dans la poitrine. — Sensation d'écartement crampoïde dans la partie inférieure de la poitrine. — *Sensation comme si le lobe* (gauche) *du poumon était adhérent.* — Élancemens dans le côté gauche de la poitrine, pendant le repos, qui se dissipent par le mouvement.

Dos. — Le matin, couché sur le dos, au lit, crampe douloureuse dans les vertèbres.

Os. — Carie des os.

Peau. — Démangeaison lancinante, brûlante, rongeante, fourmillante en divers endroits du corps, qui oblige à se gratter. — Furoncles. — Tumeurs avec torpeur et insensibilité — Exantême chronique de la peau.

Membres et sensat. gén. — Sciatique. — Douleur rhumatismale des membres, *déchirante, pressante, lancinante,* mais presque seulement *dans le repos,* et se dissipant par le mouvement. — Faiblesse paralytique dans les articulations, qui donne de la difficulté à se lever de son siége. — *Grande faiblesse des jambes.* — *Les symptômes augmentent dans le repos, surtout assis, et par le toucher.* — Sphacèle. — Affaissement et lassitude de tout le corps.

Fièvre. — *Manque de la chaleur normale.* — Frissons à la partie supérieure du corps. — Horripitations fréquentes, générales, avec ardeur des joues, froid des mains, absence de soif, qui ne sont point suivies de la chaleur. — Le matin, sueur et grande chaleur sans soif.

Sommeil. — *Somnolence diurne.* — Assoupissement après-midi. — On s'endort très difficilement avant minuit, et l'on éprouve de l'agitation et du tremblement. — Réveil fréquent la nuit.

Moral. — *Anxiété; âme craintive.* — Sévérité, calme avec ardeur pour le travail.

Notes pratiques.

L'euphorbe paraît surtout devoir être employé dans plusieurs maladies chroniques des membranes muqueuses, de la peau, et même des os. L'expérience a montré sa grande efficacité contre la friabilité des dents. Ruck., 372. (*N. D. T.*)

FOIE DE SOUFRE CALCAIRE (*Hepar sulfuris calcarea*).

Durée d'action, huit semaines. — Antid. Bell. Ac. Végét.

Tête. — *Vertiges* en allant en voiture et *en branlant la tête.*

— Vertige qui va jusqu'à l'évanouissement avec raideur des yeux. — Pression douloureuse de la tête dans la région des tempes. — Élancemens dans la tête après être allé à l'air libre. — La nuit, douleurs de tête comme si on arrachait le front, augmentées par le mouvement des yeux. — Douleurs de tête comme par un clou qu'on enfonce. — *Forte chute des cheveux.* — Teigne. — *Nodosités qui produisent le sentiment d'écorchure lorsqu'on les touche.* — Sueur froide à la tête. — Boutons sur le front qui se dissipent à l'air libre.

Yeux. — *Inflammation des yeux et des paupières qui produit le sentiment d'écorchure par le toucher.* — Larmoîment abondant. — Suppuration nocturne des yeux. — Saillie des yeux. — Raideur des yeux. — Éruption boutonneuse au-dessous des yeux et aux paupières. — *Ulcères et tachés de la cornée.* — Trouble de la vue, surtout le soir à la lumière. — Photophobie. — Les objets paraissent rouges.

Oreilles. — Chaleur, rougeur et prurit du pavillon de l'oreille. — Élancement dans l'oreille en se mouchant. — Bourdonnemens et battemens dans les oreilles. — *Éruption croûteuse derrière les oreilles.*

Nez. — Saignemens de nez fréquens. — *Douleur d'écorchure* du dos du nez, et sensation douloureuse de brisure à la pointe du nez, au toucher.

Face. — Rougeur vive de la face. — Jaunisse de la face avec des cercles bleuâtres autour des yeux. — Chaleur nocturne de la face. — Gonflement érésypélateux des joues. — *Érésypèle de la face.* — Éruption chronique de la face. — Ulcération des angles de la bouche. — Éruption vésiculaire au menton. — *Bosses douloureuses au toucher, comme si elles étaient écorchées, aux lèvres, au menton et au cou.*

Dents, genciv. — *Gonflement* douloureux *des gencives* et

des dents molaires; surtout *au toucher*. — Tiraillement douloureux des dents, aggravé par le manger
et la chaleur de la chambre.

Par., saliv., gorge. — La parole enrouée, précipitée. —
Salivation augmentée. — Grattement au gosier en
avalant la salive. — Sensation en avalant comme s'il
y avait une cheville dans la gorge. — Élancement
dans la gorge comme produit par une écaille de bois,
en avalant, en toussant, en respirant profondément,
et en tournant le cou. — *Crachottement de mucosités.*

Goût. — Goût d'amertume à la bouche, avec goût naturel
des alimens.

Appétit et soif. — *Désir des acides et des choses piquantes.
— Soif vive.*

Rapp., naus., et vom. — Le matin, rapports avec brûlure
dans la gorge. — Le matin, nausées. — Vomissemens
acides.

Estomac. — Pression de l'estomac après avoir pris
peu d'alimens. — *Gonflement de la région précordiale* qui empêche de rester assis, et force à desserrer
ses habits.

Ventre. — Sentiment de contraction dans la région ombilicale avec nausées, angoisses et chaleur des joues. —
Élancement dans la région de la rate. — Le matin,
sensation de brisure au bas-ventre. — Flatuosités surtout sur les côtés du ventre. — *Gonflement et suppuration des glandes inguinales.*

Selles. — Sortie difficile de matières molles, et en petite
quantité, avec beaucoup de difficulté et de ténesme.
— *Selles dures, sèches.* — Selles muqueuses, sanguinolentes. — Diarrhée avec coliques. — Selles verdâtres, ou couleur d'argile.

Urines. — Retard de la sécrétion des urines qui sont troubles, et déposent un sédiment blanc. — *L'urine est chaude, brûlante, d'un rouge foncé.* — Urines brûlantes, *âcres*, qui rongent le prépuce.

Org. génit. — Prurit et élancement au gland et au prépuce. —Ulcères au prépuce semblables à des chancres.

Corysa. — Corysa avec grattement dans la gorge.

Toux. — *La toux est profonde, abdominale.* — *Accès de toux sèche, enrouée, avec angoisses et strangulation.* — Après la toux, l'enfant pleure. — Le soir, toux sèche produite par le refroidissement des membres. — Toux sèche qui augmente le soir, produite par une irritation dans la gorge, ou la trachée artère. — Toux avec douleur au larynx. — Toux violente, suffocante, avec soulèvement de l'estomac. — Toux après chaque boisson. — Coqueluche.

Poitrine. — *Respiration courte, sifflante, avec anxiété, qui force à se redresser subitement.* — Accès de suffocation qui force de pencher la tête en arrière. — *Croup membraneux des enfans.* — Enrouement. — *Phthisie trachéale.* — Élancement au sternum ou vers le dos, en respirant ou en marchant. — Boutons purulens et ulcères sur la poitrine, avec élancement et *douleur d'écorchure au toucher.*

Cou. — Douleur de brisure dans les muscles du cou. — Élancement à l'extérieur du cou. — Forte pulsation des carotides.

Dos. — La nuit, tension dans le dos en se retournant. — Élancement dans le dos. — Douleur violente au sacrum, qui se propage à la partie supérieure de la cuisse.

Memb. sup. et inf. — *Gonflement et suppuration des glandes axillaires.* — Douleurs déchirantes dans les membres supérieurs et inférieurs. — En marchant, lassitude qui apparaît subitement dans les jambes. — En marchant à l'air libre, lassitude et tremblement du genou, avec anxiété et chaleur universelle. — *Le soir, évanouissement à la plus petite douleur.* — La nuit, tension douloureusedans les cuisses, qui empêche de dormir. — *Élancement dans les articulations.* — Tiraillement paralytique dans les membres.

Peau. — Éruption comme des grains de gruau sur la main et au poignet. — Gonflement rouge et chaud de la main avec douleur de luxation pendant le mouvement. — Gonflement des articulations du doigt. — *Rhagades aux mains et aux pieds.* — Inflammation des verrues avec élancement douloureux. — Élancemens douloureux dans les cors du pied. — Furoncles aux fesses. — *La peau guérit difficilement.* — Les ulcères saignent facilement. — Brûlure nocturne et pulsations aux ulcères. — Élancement et rongement dans les ulcères. — *Prurit brûlant* par tout le corps, et vessies blanches après le grattement. — Éruption ortiée.

Fièvre. — *Pouls vite et dur.* — Frissons et horripilations, le soir, qui ne sont pas suivis de chaleur. — On est frileux à l'air libre. — *Froid nocturne avec augmentation des douleurs.* — Frissonnement avec claquement des dents, ensuite chaleur avec sueur surtout à la poitrine, au front, et peu de soif. — Après un goût d'amertume préalable dans la bouche, froid avec soif ; une heure après, beaucoup de chaleur avec sommeil ; pendant la fièvre, céphalalgie et vomissement. — *Chaleur nocturne sèche.* — Sueurs nocturnes. — Sueurs matinales. — Sueur glutineuse d'odeur acide.

Sommeil. — Le matin et le soir, somnolence avec baillemens spasmodiques. — Sommeil agité, soporeux, la tête renversée en arrière. — Insomnie nocturne par l'affluence des idées. — *Réveil en sursaut, la nuit, comme si on ne pouvait avoir sa respiration.*

Moral. — Mauvaise humeur et dépit, avec emportement facile. — Esprit triste, abattu, avec disposition aux larmes. — Le soir, angoisses violentes comme si on craignait un malheur. — Parole brève et précipitée.

Notes pratiques.

Le foie de soufre est l'un des plus puissans antidotes et des meilleurs moyens à employer contre l'abus du mercure. On lui doit une guérison d'ulcères de la cornée avec teigne de cuir chevelu. Ann., 1, 78. Il est recommandé dans l'inflammattion des yeux; Arch., iii, 1, 77; et particulièrement dans l'ophtalmie scrofuleuse et érésypilateuse. Le foie de soufre est compté au nombre des médicamens spécifiques du croup. Arch., v, 1, 107. Il a opéré d'excellens effets dans la dyssenterie automnale accompagnée de beaucoup de ténesme. Ruck., ii, 142. Ce médicament est surtout indiqué dans les maladies chroniques du bas-ventre, que la belladone n'a point suffi pour guérir; et celle-ci doit être employée à son tour lorsque le foie de soufre a été insuffisant. Ruck., ii, 144. Ce remède est d'une grande efficacité dans la suppuration des glandes axillaires, Hartm.; et dans les fissures et les gerçures de la peau des mains et des pieds. Ann., 1, 182. Hartm. ther., 1, 184.   (*N. D. T.*)

GAROU (*Daphné mezereum*).

Durée d'action, de 40 à 50 jours. — Antid. Camphre et Mercure.

Tête. — Vertiges à tomber de côté, avec lueurs devant les yeux. — *On perd souvent connaissance.* — On est comme ivre. — *Céphalalgie avec horripilation et frissonnement* qui augmentent à l'air libre. — Céphalalgie pressante au front.—*Douleur des os pariétaux* qui augmente par le toucher. — Sensibilité douloureuse du cuir chevelu, au toucher.

9..

Yeux. — Pression aux yeux, comme si le globe était trop grand. — Démangeaison à l'angle interne des yeux. — Tiraillement convulsif, violent et pénible, au-dessus de la paupière et sur les joues.

Nez. — Sensation de sécheresse dans le nez, avec diminution de l'odorat. — Écorchure intérieure du nez et du pharynx.

Face. — *Pression de crampe engourdissante et serrante sur l'os de la pommette.* — Pâleur de la face. — Lèvre inférieure gonflée et gercée. — *Difficulté de la parole.*

Dents. — Dents émoussées et comme allongées. — Élancement douloureux des dents qui se propage jusqu'à l'os de la pommette et aux tempes. — Tiraillement dans les mâchoires. — Élancement térébrant des dents qui se propage aux os des joues.

Bouche, gorge. — *Brûlure* continuelle dans la bouche, le gosier, le cou, et l'estomac. — *Étroitesse et constriction du pharynx.* — Écorchure et âpreté dans la gorge et le palais.

Appétit. — Répugnance pour la viande. — Fort appétit à midi et le soir.

Nausées et vom. — *Renvois vides fréquens.* — Nausées avec flux abondant d'eau à la bouche. — Vomissement de mucus jaunâtre amer, avec un mal de tête martelant.

Estomac. — *Pression à l'estomac.* — Sensation de chaleur et brûlure à l'estomac et au bas-ventre.

Ventre. — Bas-ventre dur et tendu. — *Coliques flatulentes avec gêne de la respiration et frissonnement.*

Selles. — Selles petites, molles, fréquentes. — Évacuations alvines comme une bouillie épaisse, difficiles, et avec des efforts violens. — *Frissonnement avant et après la selle.* — Après la selle, sortie du rectum, et constriction de l'anus au-dessus.

Urines. — Sécrétion de l'urine diminuée. — *Pissement de*

sang. — L'urine dépose un *sédiment rouge*, avec des flocons suspendus.

Org. génit. — Élancemens aigus et titillation au bout du gland. — Sensation d'écorchure dans l'urètre. — *Gonorrhée bâtarde.* — Gonflement des testicules. — Leucorrhée aqueuse et comme des blancs d'œufs. — (Suppression des règles.)

Toux. — *Toux sèche* avec vomissement et strangulation, le soir et la nuit. — *Toux avec crachement de sang.*

Poitrine. — *Oppression de poitrine.* — *Élancement dans la poitrine* augmenté par la respiration. — Douleurs dans la poitrine, comme si le poumon était adhérent et la cavité de la poitrine trop étroite. — *Tension douloureuse des muscles de la poitrine.*

Dos et sacrum. — Douleur au sacrum. — On marche courbé.

Membres. — Douleur rhumatique dans les membres, et sensation de paralysie. — Brisure et pesanteur dans tous les membres.

Os. — *Gonflement des os et carie.*

Peau. — Brûlure et élancement avec inflammation des ulcères. — L'épiderme se détache par tout le corps.

Sensat. gén. — Douleur tiraillante dans une partie du corps avec frissonnement. — *En général, il n'y a qu'une moitié du corps, ou quelque partie de cette moitié qui soit attaquée. — On se trouve plus mal le soir.* — Prurit et chatouillement dans les muscles.

Fièvre. — *Froid et frissonnement avec soif violente.* — *Frissonnement et horripilations qui s'unissent aux autres symptômes.* — Sensibilité à l'air froid.

Sommeil. — Grande *somnolence, le jour*; sommeil de la nuit agité et non réparateur. — Réveil vers deux ou trois heures par un cauchemar.

Trouble de l'esprit, moral. — Conception difficile. — *Esprit obtus.* — *Mauvaise humeur.* — Point de disposition au travail. — Esprit hypocondre. — Inquiétude quand on est seul, et désir d'être en société.

Notes pratiques.

Le garou a une action très salutaire dans quelques effets secondaires de l'abus du mercure, et même dans la syphilis réunie à la maladie mercurielle. On l'a employé avec succès dans une espèce de tic douloureux, Arch., x, 3, 95. Un des symptômes caractéristiques de cette substance est la pression *brûlante* à l'estomac ; on s'en servira donc très avantageusement dans l'état de l'estomac et du bas-ventre où cette brûlure existe. Hartmann a obtenu quelquefois de bons effets du garou dans le pissement de sang. L'expérience a prouvé son efficacité dans les exostoses, Arch., vi, 3, 103 ; ainsi que dans la carie des os, Arch., ix, 3, 95. Ce médicament trouvera souvent son application dans les rhumatismes chroniques, dans les éruptions cutanées malignes, et dans les ulcères rongeans.   (*N. D. T.*)

GAÏAC (*Guayacum*).

Durée d'action , 5 semaines. — Antid. ?

Tête. — Élancemens grands et forts dans le cerveau. — Pression douloureuse au front et aux tempes. — *Déchirement dans un côté de la tête* qui s'étend jusqu'à la joue. — Pulsation douloureuse et sensation à la partie extérieure de la tête, comme si les vaisseaux sanguins étaient trop remplis, *et la tête gonflée.*

Yeux. — Sensation dans les yeux *comme si le globe des yeux était gonflé*, et comme si les paupières ne suffisaient pas pour le couvrir. — Dilatation de la pupille. —

Amaurose. — Boutons blancs au sommet, dans les sourcils.

Oreilles. — Déchirement dans l'oreille. — *Étreintes de oreilles.*

Face. — Élancemens douloureux dans les os des pommettes et dans les muscles de la face.

Dents. — Douleurs tiraillantes et déchirantes dans les dents, qui cessent avec un élancement. — Pression douloureuse dans les dents, en les serrant fortement les unes sur les autres.

Goût, faim. — Goût fade dans la bouche. — Manque d'appétit, et dégoût de tout aliment. — Grande faim.

Gorge. — Brûlure violente dans la gorge.

Rapports, estomac. — *Renvois à vide.* — Sentiment de constriction dans la région de l'estomac, avec anxiété et et gêne de la respiration.

Ventre. — Pincement douloureux dans le bas-ventre, comme par déplacement de vents ; il se prolonge de plus en plus bas, et tend vers la partie postérieure. — Borborygmes et gargouillemens dans le ventre, comme s'il était vide. — *Mouvemens convulsifs dans les muscles du ventre.* — Douleur dans l'hypogastre, comme par une hernie inguinale.

Selles. — Constipation. — Selles dures, friables.

Urine. — *Envie continuelle d'uriner, avec des urines abondantes.* — Après des efforts inutiles pour uriner, *élancemens au col de la vessie.* — Douleurs tranchantes en urinant.

Corysa. — Écoulement fréquent, aqueux par le nez.

Toux. — Toux sèche, jusqu'à ce que l'expectoration ait lieu ; elle est produite par une irritation à la région précordiale, comme si l'air manquait.

Poitrine. — Élancemens dans la partie posterieure de la poitrine, à gauche. — Élancement du milieu de la poitrine, jusqu'au dessous de l'omoplate (droite), qui augmente par la respiration.

Nuque, dos. — Raideur de la nuque. — Pression douloureuse dans les vertèbres du cou. — Pendant le mouvement, raideur insupportable *dans toute la partie latérale* (gauche) *du dos,* depuis la nuque jusqu'au sacrum. — Déchirement qni commence à l'aisselle, et descend *à la partie latérale* (droite) *du dos.* — Élancemens déchirans, aux bords des omoplates. — Contraction douloureuse entre les omoplates. — Après midi, frissons dans le dos.

Membres. — Douleur rhumatismale dans les articulations.— *Élancemens douloureux* dans les muscles des membres supérieurs et inférieurs. — Engourdissement des membres. — *Grande paresse et lassitude de la partie supérieure des bras et des cuisses,* avec aversion du mouvement. — Sentiment de malaise dans tout le corps, contre lequel les baillemens et pendiculations font du bien.

Sensat. gén. — La plupart des symptômes apparaissent le matin quand on est assis, et avant midi.

Fièvre. — Circulation accélérée. — Frisson même près du feu. — Le matin et le soir, frisson sans soif. — Chaleur de la face sans rougeur avec soif. — Tous les matins, sueur. — *Beaucoup de sueur* en marchant à l'air libre, surtout à la tête.

Sommeil. — Après midi, forte somnolence. — Le soir, on s'endort tard, et le matin, on s'éveille de bonne heure. — En s'endormant, réveil en sursaut. — Cauchemar étant couché sur le dos.

Moral. — Morosité. — Mauvaise humeur. — Humeur aigre. Grande disposition à tout blâmer et tout mépriser. — Le matin, absence d'idées et fixité du regard.

Notes pratiques.

Le gaïac n'a pas encore été suffisamment expérimenté. On sait toutefois qu'il mérite une attention particulière, dans quelques cas de goutte et d'arthritis.　　　(*N. D. T.*)

GRAPHITE (*Graphites*).

Durée d'action, de 40 à 50 jours. — Antid. Vin. Arsenic. Noix vomique.

Tête. — Bourdonnement dans la tête. — *On est comme ivre le matin en sortant du lit.* — Tous les matins, céphalalgie violente, jusqu'à la sueur froide et à l'évanouissement. — Mal de tête en allant en voiture. — Obscurcissement dans le front, avec sensation de contraction. — Une sensation de roulement dans la tête, avec compression douloureuse au vertex après midi. — Prurit à la tête. — *Teigne ;* éruption crouteuse, humide, sur le cuir chevelu. — Sueur à la tête, pendant la marche à l'air libre. — Chute des cheveux, même de ceux des côtés.

Yeux. — Les paupières sont lourdes, comme par suite de paralysie, et tombent sans cesse. — *Pression ; larmoiement, et élancement dans les yeux.* — *Inflammation des yeux, avec photophobie,* et avec paupières rouges et gonflées, rendant beaucoup de mucus. — *Aversion des yeux pour la lumière du jour.* — Confusion des lettres, en lisant. — Tout devient noir devant les yeux quand on se baisse. — Lueurs devant les yeux. — Myopie.

Oreilles. — Teigne derrière les oreilles. — *Sécheresse dans l'intérieur des oreilles.* — Écoulement sanguinolent des oreilles. — Chant, tintement, bourdonnement dans les oreilles. — Dureté de l'ouïe.

Nez. — *Sécheresse pénible du nez.* — Grande sensibilité de l'odorat. — Sensation comme de tension dans l'intérieur du nez. — Croûtes sèches dans le nez.

Face. — *Chaleur passagère à la face.* — Érésypèle à la face. — Éruption à la face, comme si la peau était rugueuse. — *Inflammation et gonflement érésypélateux de la face*. — Couleur de la face, jaune pâle. — Les muscles de la face sont tirés d'un côté, avec difficulté de la parole. — Cercle bleu autour des yeux. — Sensation continuelle de toiles d'araignée sur la face.

Lèvres. — Les coins de la bouche sont ulcérés. — Ulcères à l'intérieur des lèvres.

Mach., *bouche*. — Gonflement des glandes sous-maxillaires. — Odeur putride de la bouche, semblable à l'urine.

Dents. — Gonflement des gencives, avec douleurs comme d'écorchure. — *Élancement douloureux des dents, après avoir bu froid.* — Douleur des dents le soir et la nuit, au lit, qui augmente par la chaleur. — Douleur des dents molaires du côté droit, quand on mord quelque chose fortement.

Goût, faim, soif. — Goût amer dans la bouche. — Le matin et l'après-midi, soif vive. — *Faim immodérée.* — Répugnance pour les alimens cuits.

Gorge. — Sensation comme d'un tubercule dans la gorge. — Crampe dans la gorge qui étrangle. — *En chantant, la voix n'est pas pure.*

Renv. naus. — Renvois fréquens. — *Le matin, nausées.* — Mal au cœur chaque fois après qu'on a mangé.

Estomac. — *Faiblesse de l'estomac.* — *Crampe à l'estomac.* — Pression à l'estomac.

Ventre. — *Pesanteur dans le bas-ventre.* — Dureté dans le bas-ventre. — Ballonnement après le dîner. — Le bas-ventre est extrêmement tendu par l'*accumulation des flatuosités.* — Déplacement des vents. — Sortie immodérée de vents.

Selle. — *Constipation* chronique avec *dureté du ventre*, et de la région du foie. — Selles dures, noueuses. — Depuis long-temps, selles trop *molles.* — Évacuations alvines, avec mucus et sang. — Écoulement de mucus par le rectum. — Douleurs hémorrhoïdales à l'anus.

Urine. — Besoin d'uriner la nuit. — Diminution des urines qui sont de couleur foncée, deviennent bientôt troubles, et déposent un sédiment blanchâtre ou rougeâtre. — En urinant, douleur au coccyx.

Org. génit. — *Appétit vénérien, immodéré.* — Manque d'érections le matin. — Sensation voluptueuse dans les parties génitales. — Écoulement de semence presqu'involontaire, sans érection. — Sommeil de l'appétit vénérien. — *Stérilité avec retard des règles.* — *Les règles coulent en très petite quantité, et sont très pâles.* — *Règles qui apparaissent trop tard après leur terme.* — Les règles s'établissent très difficilement chez les vierges. — Pendant les règles, spasme dans le bas-ventre, douleur de la poitrine et faiblesse. — Leuchorrée blanche et liquide.

Corysa. — Obturation du nez. — Corysa tous les jours, lorsqu'il fait froid. — *Corysa sec* avec céphalalgie et nausées, sans vomissement.

Toux. — *Toux* produite par âpreté de la gorge. — Toux nocturne.

Poitrine. — Serrement de la poitrine, et gêne de la respiration. — Élancement dans la poitrine, par le plus petit mouvement. — Sensibilité douloureuse et *écorchure du mamelon*, qui est entouré de petites écorchures humides. — Induration et gonflement des glandes de la poitrine.

Nuque. — Douleur à la nuque.

Membres sup. — *Goutte noueuse aux doigts.* — Érésipèle aux mains. — Contraction et raideur des doigts. — Écorchure dartreuse entre les doigts de la main et du pied.

Membres inf. — Excoriations à la face interne des cuisses. — Dartres aux cuisses. — Engourdissement de la cuisse. — Raideur de l'articulation du genou. — *Froid des pieds, le soir, au lit.* — Brûlure des pieds. — Suppuration aux orteils. — *Les ongles des orteils sont épais et difformes*. — *Ulcères et vessies rongeantes sur les côtés des orteils.*

Peau, sensat. gén. — Prurit violent dans tous les membres, et sensation de tremblement par tout le corps. — *Tiraillement par tout le corps* avec pendiculations. — *Engourdissement* de l'extérieur de la poitrine, des bras et des jambes. — Crampes aux fesses et aux mollets, etc. — *Facilité à se donner des tours de reins.* — On est affaissé et comme malade. — On gémit sans pouvoir spécifier aucune douleur. — Inflammation érésypélateuse sur différentes parties du corps. — Gonflement des jambes et des pieds. — Éruption de croûtes avec humidité âcre en dessous. — Excoriations chez les enfans. — Dartres crouteuses qui démangent jour et nuit. — *Défaut chronique de la transpiration du corps.* — Grandes pulsations dans tout le corps, surtout au cœur, qui s'augmentent par chaque mouvement. — Après la marche à l'air libre, les symptômes présens disparaissent.

Fièvre. — Le matin et le soir, frisson suivi ou non suivi de de chaleur et de sueur. — *Sueur par le plus petit mouvement*, souvent très fétide. — Sueurs nocturnes. — Sueurs fétides, nocturnes.

Sommeil. — Grande somnolence diurne, le soir on s'endort trop tôt. — Difficulté de s'endormir. — Sommeil inquiet, on se réveille souvent. — Demi-sommeil pendant la nuit. — Frayeurs pendant le sommeil. — *Après le sommeil du matin, on est tout étourdi.* — Sommeil de la nuit qui n'est pas réparateur. — Révasseries la nuit ; *rêves inquiétans et terribles.*

Moral. — *Anxiété.* — Anxiété nocturne qui chasse du lit. — Angoisses le matin. — Grande irritabilité, et grande disposition à s'effrayer. — Mauvaise humeur. — Aversion pour le travail.

Notes pratiques.

Hartmann a souvent employé avec succès le graphite dans la dureté de l'ouïe, et le bourdonnement des oreilles. Des ulcères du nez et des lèvres, avec démangeaison excessive et brûlure, ont été guéris par ce médicament. Ann., ii, 346. Dans l'extrême chronicité de la constipation et dans le retard paresseux du flulx menstruel, le graphite, dit Hahnemann, (Mal. chr.) ne peut être remplacé par aucun autre remède. Il a déployé une grande efficacité contre les hémorrhoïdes aveugles, et les boutons hémorrhoïdaux, accompagnés de tension, de brûlure et de constipation. Ann., ii, 288 ; et contre la menstruation trop peu abondante. Com., pr., 1828, 88.— Ann., ii, 3oo. Le graphite est un médicament très salutaire pour combattre la douleur des mamelons, chez les nourrices. Arch., viii, 3, 149. Les exanthêmes et les dartres humides, sont surtout celles qui exigent son application. Il a opéré la guérison d'un exanthême crouteux, grisâtre, qui couvrait la figure et les membres supérieurs et inférieurs, avec gonflement des glandes du cou, et douleurs nocturnes des dents et des oreilles. Com., pr., 1828.

(N. D. T.)

IODE (*Iodium*).

Durée d'action, 6 semaines. — Antid. ?

Tête. — *Mal de tête à l'air chaud,* en allant long-temps en voiture, et par la marche prolongée ; il augmente par le bruit et la conversation. — Céphalalgie comme si la tête était fortement serrée par un lien.

Yeux. — Gonflement des paupières. — Cuisson aux yeux. —

Le blanc de l'œil est d'un jaune sale. — Obscurcissement des yeux. — Vue double.

Oreilles. — Bourdonnement devant les oreilles.— *Dureté de l'ouïe*.

Face.— Couleur de la face, jaune, pâle, qui devient facilement brune.

Dents. — Les dents sont, le matin, jaunes et enduites de mucus.

Gorge, cou. — Le cou devient gros en parlant. — *Gonflement extérieur du cou*. — *Goître volumineux*, par le gonflement de la glande thyroïde. — Pression dans la gorge sans déglutition. — Sensation continuelle de constriction dans le goître. — Le matin, chatouillement insupportable dans la gorge.

Faim, soif, pyrosis, vom. — *Boulimie*. — Faim extraordinaire. — Les symptômes s'améliorent en mangeant. — Augmentation de la soif. — *Pyrosis après des alimens lourds*. — Vomissement de masses muqueuses jaunâtres.

Estomac. — Tremblement particulier qui, de la région de l'estomac, s'étend sur toute la périphérie du corps, avec augmentation de chaleur.

Ventre. — Douleur du ventre, qui se renouvelle après le dîner. — *Déplacement des vents*.

Selle. — Selle dure noueuse. — Selle molle, diarrhoïque, blanchâtre, alternativement avec constipation.

Urine.— L'urine coule involontairement.— (Urine la nuit). — Sécrétion des urines supprimée. — Urine fréquente et abondante.

Org. génit. — Appétit vénérien augmenté. — *Induration des testicules*. — Les règles tantôt en avance, tantôt en retard. — *Metrorrhagie chronique et violente*.— Fleurs blanches rongeantes.

Toux. — *Toux matinale chronique*.— Enrouement surtout le matin.

Poitrine. — Tension élançante brûlante dans les tégumens

de la poitrine. — Les mamelles deviennent flasques, et s'atrophient.

Cœur. — Palpitation du cœur violemment augmentée par chaque effort.

Membres. — Déchirement dans tous les membres, surtout *dans les articulations.* — Tiraillement rhumatismal surtout dans les cuisses et les genoux.

Peau, glandes. — Dartre entre les doigts. — Affection des glandes après une contusion. — Induration des glandes.

Sensat. gén. — La faiblesse est si grande que l'action de parler fait couler la sueur. — Forts tremblemens, surtout dans les mains et dans les bras. — *Amaigrissement jusqu'à l'état du squelette.* — Gonflement œdémateux de tout le corps. — Gonflement des genoux. — Tiraillemens crampoïdes et tressaillement des tendons.

Fièvre. — Horripilation même dans la chambre chaude. — Chaleur passagère. — Vers le matin, sueur acide.

Sommeil. — Insomnie.

Moral. — Depuis le midi jusqu'au soir, on est très susceptible et mal disposé; il semble que l'on va pleurer. — Agitation; on est obligé de se remuer; on ne peut ni rester assis, ni dormir.— Grande loquacité et gaîté exagérée.

Notes pratiques.

L'iode est surtout employé avec avantage dans les maladies du système glandulaire. Un cas d'induration des testicules fut guéri par ce médicament. On lui doit également quelques guérisons de goître. Tout le monde connaît les effets désastreux des doses allopathiques de l'iode sur les mamelles. On peut conclure de ces observations qu'il doit être très efficace dans cette maladie, lorsqu'elle est engendrée par une toute autre cause que l'abus de cette substance.

(N. D. T.)

LYCOPODE (*Lycopodium*).

Durée d'action, de 40 à 50 jours. — Antid. Camph. Puls.

Tête. — Vertiges tournoyans avec envie de vomir, dans une chambre chaude. — *Vertiges surtout en se baissant.* — *Congestion vers la tête.* — Chaleur dans la tête. — Pesanteur de la tête. — Accès de déchirement, qui forcent à se coucher, à la partie supérieure de la tête, au front, aux tempes, aux yeux, au nez, jusqu'à une dent. — *Déchirement dans le front çà et là, chaque après-midi.* — Tension et pression douloureuse de la tête. — Ébranlement et résonnement dans le cerveau à chaque pas. — Sensation d'évanouissement et grande inquiétude pendant la céphalalgie. — Douleur sémi-latérale de la tête, le soir, produite par le travail d'esprit; elle s'accroît au point d'être insupportable. — Mal de tête au-dessus des yeux, tout de suite après le déjeuner. — Céphalalgie extérieure la nuit; douleur déchirante, térébrante et râclante. — Les cheveux deviennent gris. — *Calvitie.* — Grande disposition à se refroidir la tête.

Yeux. — Élancemens dans les yeux, le soir, à la lumière.— *Pression dans les yeux.* — *Cuissons aux yeux.* — *Suppuration des yeux.* — Le soir, sensation de froid dans les yeux. — *Inflammation des yeux avec suppuration nocturne et larmoiement, le jour.* — Fongus hématode des yeux. — Le soir, sensibilité des yeux à la lumière. — Les yeux sont irrités par la lumière artificielle. — Presbytie. — *Vue trouble comme des plumes devant les yeux.* — Lueurs devant les yeux; les objets s'obscurcissent devant les yeux.

Oreilles. — Étreintes des oreilles à l'air libre. — Suppuration et écoulement des oreilles.— Extrême sensibilité de l'ouïe. — *Dureté de l'ouïe.*—Sensibilité au bruit. — Susceptibilité pour la musique, pour le son en général, et pour l'orgue. — Tintement d'oreilles.

Nez. — Saignement de nez. — Suppuration nocturne de la narine. — Croûtes dans le nez. — *Ulcération des narines.*

Face. — Accès fréquens de chaleur à la face. — Couleur de la face, terreuse, jaunâtre, avec des rides profondes ; un cercle bleu autour des yeux, et les lèvres bleuâtres. — Rougeur circonscrite des joues. — Éruption pruriteuse à la face. — Gonflement et tension de la face. —Éphélides. — Pâleur des lèvres.

Dents. — Douleur de dents qui s'appaise par les boissons chaudes, et par la chaleur du lit. — Odontalgie seulement la nuit. — Les dents deviennent jaunes.

Langue, bouche. — *Sécheresse dans la bouche avec manque de soif,* et tension dans ces parties ; la langue devient difficile à mouvoir, et la parole peu intelligible. — Engourdissement de l'intérieur de la bouche et de la langue. — Langue sale et chargée.

Goût, faim, soif. — Faim immodérée. — Boulimie. — *Absence de l'appétit.* — A la première bouchée, on perd l'appétit. — Aversion des alimens cuits et chauds. — Aversion du pain noir et de la viande. — *Trop grande appétence pour les choses douces.* — Perte du goût. — Le matin, goût de mucus dans la bouche. — Le matin, *amertume de la bouche* avec nausées.

Renvois. — *Rapports gras et acides.* — Pyrosis. — Renvois d'un fluide acide désagréable. — *Hoquets violens par accès.*

Nausées et vom. — *Nausées continuelles qui reviennent fréquemment.* — Vomissement de sang.

Estomac. — Pesanteur de l'estomac. — Le matin, malaise de l'estomac. — *Pression à l'estomac* et goût amer dans la bouche, *après avoir mangé.* — Après un léger refroidissement, douleur à l'estomac, avec frissonnement et les mains comme mortes. — *La région précordiale est gonflée*, et douloureuse au toucher.

Hypocondres. — Tension autour des hypocondres comme par un cerceau. — Douleurs hépatiques après avoir mangé à satiété. — Inflammation chronique du foie.

Ventre. — *Plénitude de l'estomac et du bas-ventre.* — *Ballonnement pénible du ventre.* — *Manque de sortie des vents.* — Gargouillement dans le ventre. — Induration dans le bas-ventre. — Tranchées dans la partie supérieure du ventre. — Brûlure dans le bas-ventre. — Pression douloureuse dans le bas-ventre. — Contraction douloureuse dans le bas-ventre.

Selles. — Selle difficile qui nécessite de grands efforts. — *Constipation pendant plusieurs jours.* — *Dureté des selles.* — Diarrhée chez les femmes enceintes, avec couleur terreuse de la face. — Douleur à l'anus après avoir mangé, et après la selle. — Tranchées dans le rectum et dans la vessie.

Urines. — *Envie d'uriner.* — Urines trop fréquentes avec envie continuelle. — *Graviers des reins.* — Urine foncée avec un sédiment jaunâtre ou rougeâtre. — Écoulement de sang de l'urètre. — Prurit dans l'urètre pendant qu'on urine, et après.

Org. génit. — Manque ou faiblesse d'érections. — Absence d'appétit vénérien. — Défaut de pollutions. — *Impuissance depuis plusieurs années.* — Répugnance pour le coït. — On est trop facilement excité au coït. — Toutes les nuits, appétit vénérien effréné. — L'éjaculation se fait trop vite. — *Les règles coulent trop long-temps* (trop tôt) *et en trop grande abondance.* — Règles supprimées pour long-temps par une frayeur. — *Leucorrhée* (rougeâtre). — Fleurs blanches rongeantes. — Leucorrhée jaunâtre après des tranchées préalables dans le bas-ventre.

Corysa. — Corysa humide. — Corysa et toux. — *Corysa sec avec embarras de la tête et brûlure au front. — Obstruction des deux narines.*

Toux. — Toux après avoir bu.— *Toux sèche , jour et nuit.* — Toux matinale sèche chronique. — *Toux avec expectoration purulente abondante. — Toux* avec *crachats* salés gris noirâtres. — *Toux avec crachats de sang.* — Phthysie ulcéreuse.

Poitrine. — Élancemens dans le côté gauche. — Tension sur le côté gauche de la poitrine. — Brûlure dans la poitrine comme par le pyrosis. — Pression continuelle au-dessous de la dernière côte gauche. — Plénitude et oppression de la poitrine à l'air libre, et après avoir mangé. — *Respiration courte des enfans.* — Le travail rend la respiration courte. — Oppression continuelle de la poitrine. — Hydrothorax. — Écailles humides sur le mamelon.

Cœur. — *Battemens de cœur pendant la digestion.*

Dos, nuque. — Élancement au sacrum quand on se redresse après s'être baissé. — Douleur dans le dos, la nuit. — Déchirement dans les omoplates. — Tiraillemens et contraction dans la nuque jusqu'à l'occiput, jour et nuit. — Douleurs violentes au sacrum, qui empêchent d'être assis droit.

Memb. sup. — Douleurs tiraillantes dans les bras. — *Douleurs ostéocopes nocturnes dans les bras.* — Faiblesse des bras. — Douleurs ostéocopes nocturnes dans le coude. — Raideur arthritique dans l'articulation de la main. — Engourdissement des mains. — Raideur des doigts pendant le travail. — Déchirement dans les articulations des doigts. — Rougeur, gonflement et déchirement arthritique des articulations des doigts. — Raideur des doigts produite par des nœuds de goutte. — *Sécheresse de la peau des mains.* — Brûlure de la paume des mains.

10..

Memb. inf. — Déchiremens nocturnes dans les jambes. — Tumeur blanche des jambes. — Déchirement dans les genoux. — *Raideur dans les genoux.* — Gonflement des genoux. — Chaleur brûlante des jambes. — *Contraction douloureuse des mollets pendant la marche.* — Gonflement de la cheville. — Crampe dans les pieds. — Tous les quatre jours, une douleur depuis l'articulation coxo-fémorale jusqu'aux pieds. — *Gonflement des pieds* qui s'augmente et se propage jusqu'à devenir une hydropysie de poitrine, avec gonflement des parties génitales. — Les pieds sont froids. — *Sueur froide des pieds* jusqu'à l'excoriation. — Forte sueur des pieds. — Gonflement des plantes des pieds. — Douleurs des plantes des pieds en marchant. — Renversement des orteils en marchant. — Serrement de crampes dans les orteils. — Cors au pieds. — Élancemens douloureux dans les cors des pieds.

Peau. — La peau se fendille çà et là, et a des fissures. — *Prurit en s'échauffant pendant le jour.* — Prurit, le soir avant de se coucher. — Eruption douloureuse au cou et à la poitrine. — Éruption ortiée. — Grand *furoncle.* — Anciens ulcères aux jambes avec déchirement, prurit, et brûlure nocturne. — Ulcères saignans avec brûlure pendant le pansement. — Grande tache rouge. — Écorchure chez les enfans. — *Dartres humides avec suppuration.* — Dartres avec des rhagades profondes, et des croûtes épaisses. — Éruption à la tête avec forte suppuration. — Éphélides nombreuses. — Taches hépatiques sur la poitrine, la nuque, et les bras. — Dartres insensibles, jaunes, brunâtres, ridées. — Verrues aux doigts.

Sensat. gen. — Déchiremens douloureux dans les extrémités, surtout la nuit et pendant le repos. — *Tiraillement dans les membres chaque troisième jour après midi.* — Raideur dans les membres et les articulations, souvent avec engourdissement et perte du sentiment. — C'est dans l'état de repos que l'on sent le plus de faiblesse, et pourtant on a de la répugnance pour le mouvement. — Fermentation du sang, le soir, avec inquiétude et tremblement. — Sensation comme si la circulation était arrêtée.— Les symptômes augmentent l'après-midi vers quatre heures, mais vers huit heures du soir, on se trouve mieux, la faiblesse exceptée. — *Manque de chaleur du corps.* — Grande disposition à se refroidir. — Gonflement, Inflammation de plusieurs parties du corps. — *Varices chez les femmes enceintes.* — Tumeurs variqueuses. — Engourdissement des membres. — Insensibilité des bras et des pieds. — Après une petite promenade, lassitude et brûlure dans la plante des pieds. — *Manque de force intérieure.* — Lassitudes dans les membres. — Lassitude en se réveillant. — Envie continuelle d'être couché. — Serrement de crampe et contraction crampoïde des extrémités.

Fièvre. — Frissons, le soir, quelquefois d'un seul côté, quelquefois revenant tous les deux jours, suivis de chaleur, ou sueur sans chaleur. — Fièvre tierce avec vomissement acide; après le frisson, bouffissure de la face et des mains. — *Chaleur passagère* — Chaleur brûlante et courte haleine. — *Sueurs pendant le jour, surtout à la face, au plus petit mouvement.* — Sueurs nocturnes, souvent fétides, surtout à la poitrine et sur le dos. — Sueurs nocturnes glutineuses.

Sommeil. — Baillemens fréquens et somnolence. — Envie de bailler qu'on ne peut effectuer. — Le jour et le soir, somnolence prématurée; *on s'endort trop tard.* — Sommeil agité plein de rêves, *avec fréquent réveil.* — *Rêves terribles avec angoisses.* — On ne peut s'endormir par le nombre des idées qui vous assiégent. — Pendant la journée, on s'endort aussitôt qu'on se couche.

Trouble de l'esp., de la mém., moral. — On ne se souvient

de rien. — Tout ce qu'on dit est confus. — Anxiété qui paraît avoir son siége dans la région précordiale, avec envie de pleurer, et affliction, surtout après des chagrins, et à l'approche du monde. — Crainte de la solitude. — *Irritabilité et susceptibilité qui produit facilement des pleurs.* — Entêtement. — *Humeur chagrine.* — Indifférence absolue. — Manie et fureur, qui se manifeste par un caractère envieux, reproches, présomption et commandement. — Misanthropie et anxiété à l'approche des hommes.

Notes pratiques.

La lycopode est surtout efficace après que la chaux a épuisé son action. Le docteur Gross (Gaz. hom., 1, 103) annonce encore parmi les symptômes essentiels de ce médiment l'inflammation des yeux, le cancer de l'estomac et la hernie inguinale. Il est d'une grande efficacité dans les cas de coliques et de crampes de poitrine chez les enfans, avec toux violente, râle sans fièvre, peau froide et pâle. Le célèbre dr. Veith, de Vienne, a guéri un pissement de sang très intense par le seul emploi du lycopode répété de trois jours en trois jours. Il a été employé avec beaucoup de succès pour arrêter une phthisie avancée, où s'était déja manifestée la diarrhée colliquative, Arch., vii, 2, 31. On a donné le lycopode avec avantage dans une inflammation des poumons négligée, qui faisait craindre une terminaison funeste ; ainsi que dans les gerçures des mamelles, Arch. viii, 3, 152. Ce médicament s'est montré salutaire dans la luxation spontanée du fémur, Arch., viii, 3, 137 ; dans l'inflammation et la carie des os, Com. du docteur Apelt. Le lycopode est l'un des remèdes les plus parfaits que l'homéopathie possède contre les dartres humides et qui suppurent ; dans beaucoup de cas, il suffit seul à la guérison ; on peut citer entre autres celle d'un exanthème dartreux des jambes avec tumeurs variqueuses et engourdissement des mains, Ann., 1, 302. Certaines espèces de sciatique, de chlorose et de fièvre nerveuse ont été guéries par le lycopode. *(N. D. T.)*

MAGNÉSIE (*Magnesia carbonica*).

Durée d'action, 40 à 50 jours. — Antid. ?

Tête. — Embarras de la tête par le travail d'esprit.

Yeux. — Ophtalmie scrofuleuse. — *Ophtalmie avec obscurcissement de la cornée.* — *Cataracte.* — *Taches noires devant les yeux.*

Oreilles. — *Dureté de l'ouïe.* — Grande sensibilité de l'ouïe au bruit. — Diminution de l'ouïe avec bourdonnement des oreilles, qui augmente dans la chambre.

Face. — Chaleur et pâleur de la face alternativement. — Tension de la face comme produite par le blanc d'œuf desséché. — *Gonflement* et bouffissure tubéreuse *de la face.* — Pâleur terreuse de la face.

Dents. — Odontalgie en voiture. — Brûlure dans les dents, plus forte le soir et la nuit dans le lit. — Élancement dans les dents après avoir mangé. — Odontalgie augmentée par le froid. — Odontalgie avec grande inquiétude. — Odontalgie chez les femmes enceintes.

Bouche, langue, gorge. — Petits boutons dans la bouche qui saignent et brûlent au moindre attouchement en mangeant. — Éruption de vésicules dans la bouche et sur la langue. — *Parole subitement et fréquemment arrêtée.* — Brûlure dans le palais et dans la gorge, avec âpreté, comme s'il y avait des pointes d'épi.

Appétit et soif. — Les alimens n'ont aucun goût; ils ont un goût de paille. — Goût prononcé pour les légumes. — Soif vive de l'eau.

Estomac. — Crampes d'estomac. — Contraction et pression
     dans la région de l'estomac, avec renvois fréquens et
     acides.

Ventre. — Ballonnement et pesanteur dans le bas-ventre. —
     (Hernie inguinale.)

Selles. — Dureté et rétention des selles. — Selles diarrhoï-
     ques vertes, écumeuses, avec tranchées. — Diarrhée
     chronique des enfans d'une odeur acide.

Urines. — *Urines abondantes et très pâles.* — Pissement in-
     volontaire. — Brûlure et cuisson dans l'urètre en
     urinant.

Org. génit. — Diminution de l'appétit vénérien. — *Manque
     d'érection.* — *Retard des règles,* ou suppression en-
     tière. — Douleurs pendant les règles. — Leucorrhée
     blanchâtre muqueuse avec démangeaison.

Corysa. — Obturation du nez. — Corysa sec qui force à res-
     pirer par la bouche.

Toux. — Toux forte avec crachats ténus et salés.

Nuque et dos. — *Raideur de la nuque.* — La nuit, douleurs
     violentes du dos et du sacrum comme s'ils étaient
     brisés.

Memb. sup. — Accès de douleur déchirante dans l'aisselle,
     qui dure la nuit, avec fourmillement jusqu'au bout
     des doigts, et impossibilité absolue de mouvoir le
     bras. — Douleur tiraillante dans les bras et les mains.
     — *Gonflement et rougeur inflammatoire des
     mains.*

Memb. inf. — Douleur tiraillante dans les jambes et les
     pieds. — Furoncles aux jambes.

Peau. — Engelures aux mains et aux doigts. — Nœuds vo-
     lumineux avec élancemens douloureux à la peau. —
     Petites dartres rouges insensibles, *qui s'écaillent plus
     tard.* — Petits furoncles. — *Prurit violent.*

Sensat. gén. — Tiraillemens convulsifs çà et là, sans dou-
     leur. — Sensibilité douloureuse universelle. — Las-
     situde dans les pieds, qu'on sent davantage étant assis.

— *On tombe subitement* et fréquemment *à terre* en marchant, et debout, *sans perte de connaissance.* — On se fatigue facilement en se promenant. — Inquiétudes dans les membres, le soir, quand on reste long-temps assis.

Fièvre. — Frissons, le soir. — Sentiment de chaleur sans soif et sans sueur, vers le matin. — Sueurs nocturnes grasses, et souvent fétides. — Sueurs acides.

Sommeil. — Baillemens forts et fréquens. — *Sommeil, le jour.*— La nuit, beaucoup de rêves qui produisent de l'anxiété. — Sommeil qui ne répare point les forces ; le matin, en s'éveillant, on se trouve plus fatigué que le soir. — Insomnie produite par le serrement nocturne du bas-ventre.

Moral. — Anxiété et peur avec tremblement et chaleur. — Mauvaise humeur, le soir.

Notes pratiques.

La magnésie a été employée avec avantage dans l'ophthalmie scrofuleuse, avec obscurcissement de la cornée, Arch., x, 1, 157 ; dans la diarrhée chronique des enfans, Hartmann ; ainsi que dans quelques espèces de crampes d'estomac accompagnées de contraction à la région précordiale, et de renvois acides fréquens, Ruckert. L'incontinence d'urine a souvent été guérie par ce médicament, Comm. du docteur Muller.　　　　　　　　　　　　　　　　(*N. D. T.*)

MAGNÉSIE MURIATIQUE (*Murias magnesiœ*).

Durée d'action , de 40 à 50 jours. — Antid. Camph.

Tête. — Vertige, le matin en sortant du lit, et pendant le dîner, qui se passe à l'air libre.— Fermentation douloureuse, et bruissement dans la tête comme par l'eau bouillante. — Le soir, dans le lit, tapage et serrement comme d'une griffe dans les tempes, avec sensation d'un vertige ou d'une défaillance qui vont survenir. — *Céphalalgie quotidienne.* — Assourdissement dans le front. — La céphalalgie diminue en enveloppant la tête.

Yeux. — Brûlure violente dans les yeux, en regardant le grand jour, avec rougeur du blanc des yeux. — Le blanc des yeux est jaune.

Oreilles. — Engourdissement et dureté de l'ouïe, comme si quelque chose était placé devant les oreilles. — *Pulsations dans les oreilles.*

Nez. — Gonflement des ailes du nez. — Défaut de l'odorat, avec croûtes dans les narines, très douloureuses au toucher.

Face. — Tension dans la face, et serrement de crampe dans les os. — Couleur de la face pâle, *jaunâtre.* — Grandes vessies transparentes sur la partie rouge des lèvres.

Dents. — Gonflement douloureux des gencives. — Odontalgie, qui est diminuée tantôt par la chaleur, tantôt par le froid; tantôt aggravée; tantôt soulagée par la pression extérieure, mais toujours fortement augmentée par le contact des alimens.

Langue, gorge. — Brûlure comme de feu à la langue. — *Mucus épais et tenace dans la gorge,* qu'il est difficile de chasser au dehors.

Appétit et soif. — Sensation de faim à l'estomac, et faim vorace. — *Soif fréquente.*

Rapports. — Pendant et après le dîner, hoquet si violent que l'estomac en est douloureux.

Estomac. — Ébranlement douloureux de l'estomac en appuyant les pieds à terre, et en marchant. — *Ascension comme d'une boule* qui disparaît par un renvoi.

Hypocondres. — *Pression douloureuse au foie,* même en

marchant et au toucher ; mais elle est bien plus violente quand on est couché sur la partie droite. — Hépatite chronique.

Ventre. — Sensation de faiblesse dans le bas-ventre. —
Tranchées qui diminuent par la sortie des vents. —
Grand et continuel ballonnement du ventre avec
constipation. — *Dureté* ancienne et douloureuse
*dans la partie droite du bas-ventre. — Crampes
dites hystériques de la matrice et du bas-ventre,* qui
se propagent dans les cuisses, et ont pour consé-
quence la sortie des flueurs blanches.

Selles. — *Selles noueuses, dures, difficiles, insuffisantes,
retardées.* — Selles muqueuses et sanguinolentes. —
Diarrhée violente avec mucus et sang. — Prolapsus
du rectum pendant la diarrhée.

Urines. — Envie fréquente d'uriner, avec un faible écoulement d'urines.

Org. génit. — *Les règles viennent trop tôt et trop fort,*
avec violente douleur au sacrum. — Suppression des
règles.

Corysa. — Corysa avec diminution de l'odorat et du goût,
et mucus nasal jaune, d'une odeur insupportable.

Toux. — *Toux sèche,* le soir et la nuit. — *Toux spasmodique nocturne,* avec violent chatouillement à la
gorge.

Cœur. — Battemens de cœur étant assis, qui se dissipent par
le mouvement.

Dos, memb. — Déchirement dans le dos et les extrémités. —
Engourdissement des bras, le matin au réveil. —
Faiblesse extraordinaire dans les membres inférieurs,
même étant assis. — *Sueur des pieds.*

Sensat. gén. — Le soir, au lit, quand on ferme les yeux,
agitation par tout le corps. — Sensation générale de
maladie et de brisure, avec grande sensibilité au
bruit, même à celui de sa propre parole, et à celui
qu'on fait en marchant. — *Accès hystériques.* — La

plupart des symptômes paraissent étant assis, et se
dissipent en général par le mouvement. — A l'exception des symptômes de la poitrine, on se trouve mieux
à l'air libre.

Fièvre. — Frissons, le soir, qui se dissipent dans le lit. —
La nuit, au lit, chaleur avec grande agitation et soif.—
Sueurs après minuit.

Sommeil. — Grande somnolence, le jour, avec baillemens
et paresse. — On s'endort tard. — *Inquiétude noc-*
turne. — Sommeil qui ne repose pas.

Moral. — Disposition aux larmes avec anxiété. — Mauvaise
humeur, morosité.

Notes pratiques.

Le muriate de magnésie est d'une grande importance dans
l'ictère produite par une inflammation chronique du foie, et
accompagnée du gonflement considérable du ventre, et d'une
forte constipation. C'est surtout, d'après Hahnemann, à l'action de ce sel sur les nerfs cutanés que tient la grande utilité
des bains de mer dans certaines affections chroniques, d'o-
rigine psorique, Mal. chr.   (*N. D. T.*)

MANGANÈSE (*Manganum*).

Durée d'action , 40 jours. — Antid. Café.

Tête. — Céphalalgie brûlante, pressante dans les parties latérales de la tête et dans l'occiput, qui passe à l'air
libre. — A l'air libre, élancement dans la partie antérieure de la tête, qui passe dans la chambre. —
Ébranlement douloureux du cerveau pendant le mouvement.

Yeux. — Dilatation des pupilles. — Resserrement des pupilles. — *Chaleur et sécheresse des yeux.* — Pression
douloureuse des yeux produite par la lumière artificielle, et par l'application. — Grande *myopie.*

Oreilles. — *Élancement douloureux dans l'oreille* en parlant, en riant, en avalant, en marchant vite. —
Étreintes de l'oreille. — Les douleurs des autres parties passent dans l'oreille. — Dureté de l'ouïe comme
si les oreilles étaient bouchées.

Face. — Pâleur de la face. — Serrement de crampe dans
les mâchoires après le dîner. — *Ulcération des angles
de la bouche.* — Sécheresse des lèvres.

Mâch. — En riant, douleurs violentes, lancinantes, tiraillantes de la partie droite de la mâchoire inférieure
jusqu'aux tempes.

Dents. — Odontalgie augmentée et rendue insupportable par
le froid. — Douleurs horribles et déchirantes dans les
dents molaires, qui se portent aux parties voisines,
avec grand affaissement et inquiétude; la plus forte
a lieu de dix heures à midi, et dans la soirée

Langue. — Boutons et vésicules brûlantes sur la langue. —
Élancement mousse des deux côtés du larynx jusqu'à
l'oreille, dans la déglutition.

Goût, soif. — Goût pâteux, huileux dans la bouche. — Le
matin, odeur terreuse et argileuse dans la bouche. —
Manque de soif.

Estomac. — Chaleur et brûlure à l'estomac, qui remonte. —
Brûlure à l'estomac jusqu'au haut de la poitrine,
avec grande inquiétude. — Tiraillement dans l'estomac avec nausées, comme si la région précordiale
se dilatait tout-à-coup.

Hypocondres. — Douleur de pression dans les hypocondres.

Selles. — *Constipation.* — Selles sèches et difficiles. — Grouil-
lemens fréquens du rectum à l'anus.

Urines. — *Fréquente envie d'uriner.*

Org. gén. — Élancement dans l'urètre sans uriner. — Prurit à la couronne du gland. — *Tiraillement prurigineux dans le cordon des vaisseaux spermatiques,* avec sentiment de faiblesse aux parties génitales. — Les règles avancent.

Corysa. — Corysa sec. — *Obturation des deux narines.*

Larynx, trachée. — Le matin, à l'air libre, rudesse et enrouement de la voix provenant d'une maladie habituelle de la *trachée artere.* — *Phthisie trachéale.*

Toux. — Toux sèche produite par la parole et la lecture à haute voix, avec sécheresse et âpreté douloureuse au larynx. — Le matin, crachement abondant de mucosités pâles, jaunâtres, verdâtres, en grumeaux, presque sans toux. — Expectoration sanguinolente.

Poitrine. — *Élancement dans la poitrine* et le sternum, qui monte et descend. — Chaleur désagréable à la poitrine, avec haleine chaude, qui brûle dans la trachée.

Nuque et dos. — Raideur de la nuque. — Tiraillement déchirant qui commence à l'omoplate, et s'étend par tout le bras.

Memb. — *Tiraillement et déchirement dans les extrémités.* — Tension douloureuse dans les membres et les articulations.

Os. — *Douleurs nocturnes insupportables dans le périoste et les articulations.* — *Gonflement des articulations après un refroidissement.* — Goutte dans les articulations avec élancement, tiraillement, fouillement, plus forts la nuit, souvent semi-latéraux et en croix, avec gonflement d'un rouge luisant dans les articulations.

Peau. — Le soir, en sortant du lit, brûlure sur la peau de tout le corps. — Les blessures de la peau sont très difficiles à guérir.

Sensat. gén. — Élancemens convulsifs çà et là. — Lassitude avec tremblement dans les articulations. — Malaise général, mais surtout à l'estomac.

Fièvre. — Le soir, horripilations avec élancemens douloureux à la tête, sans soif. — Frissons avec chaleur fugitive à la tête. — Sueurs nocturnes (souvent au cou
et aux jambes seulement) qui provoquent le grattement.

Sommeil. — Le soir après huit heures, grande fatigue et
somnolence. — *Beaucoup de rêves vifs dont on conserve parfaitement le souvenir.*

Moral. — Morosité taciturne renfermée en soi-même.

Notes pratiques.

Le manganèse est d'une grande utilité dans l'enrouement
qui accompagne le corysa, et reste encore long-temps après
que celui-ci est dissipé. Il n'est pas moins efficace contre
l'enrouement qui apparaît subitement et sans corysa, Ruck.,
119. Ce médicament a guéri un gonflement universel, douloureux, des articulations, Arch., v, 3, 28. On l'a employé
avec le plus grand succès dans cette espèce d'arthritis vague
où chaque articulation devient rouge et luisante l'une après
l'autre, et dans laquelle les douleurs se font sentir, surtout
la nuit, avec élancement, tiraillement et fouillement, Arch.,
IX, 2, 144. Hahnemann dit que ce médicament est indispensable dans les douleurs chroniques du périoste des os et des
articulations, dans les maladies du larynx et de la trachée
artère.   (*N. D. T.*)

MERCURE (*Mercurius vivus*).

Durée d'action, deux ou trois semaines. — Antid. Assa. Camph. Quinq. Gar. Elect.
Foie de S. C. Acid. nitr. Op. Sals. Soufre.

Tête. — Vertiges tournoyans avec nausées, et chaleur qui
produit des angoisses. — Vertiges comme si on était

sur une balançoire. — Assourdissement et perte des pensées. — Assoupissement et embarras de la tête. — Congestion du sang à la tête avec chaleur.—Pesanteur de la tête. — Céphalalgie pressante au front, comme si le cerveau était poussé en dehors. — *Céphalalgie brûlante, déchirante aux tempes.* — Céphalalgie comme si la tête était serrée par un bandeau. — Tension douloureuse à la partie intérieure de la tête. — Douleur obtuse à l'occiput. — Céphalalgie comme si la tête allait éclater. — Démangeaison brûlante au cuir chevelu et au front, aggravée par le toucher. — Sensation de tension au-dessus de la tête et à la face. — Sueur de la tête.

Yeux. — Contraction forcée des paupières. — Rougeur et gonflement des paupières. — Croûtes aux paupières. — Exauthème autour des yeux. — *Ophtalmie* avec rougeur du blanc des yeux, *et impossibilité de supporter la vue des flammes.* — Fort larmoiement des yeux. — Rougeur de la conjonctive. — *Démangeaison et brûlure dans les yeux,* surtout à l'air libre. — Pression dans les yeux comme s'il y avait du sable. — Les yeux ternes, sans éclat. — Photophobie. — *On fuit la lumière du feu.* — Perte de la vue. — Brouillard devant les yeux. — Étincelles lumineuses, *points noirs,* et mouches devant les yeux. — Amaurose.

Oreilles. — *Déchirement dans les oreilles.* — Élancement dans les oreilles. — Inflammation de l'oreille interne et externe. — Ulcération de la conque des oreilles. — *Écoulement* de sang et de pus fétide *par l'oreille.* — *Excroissance de fongus dans l'oreille.* — Bruissement devant les oreilles.

Face. — *Couleur terreuse, sale de la face.* — Couleur jaunâtre de la face. — Rougeur de la face. — Bouffissure de la face. — *Croûtes laiteuses.* — Éruption croûteuse. — Éruption boutonneuse au menton. —

Ulcération des angles de la bouche. — Lèvres et nez noirâtres. — Brûlure et sécheresse des lèvres. — Trismus et tension dans l'articulation des mâchoires, avec gonflement des glandes sous-maxillaires et du cou.

Dents et genciv. — Gencives gonflées et *béantes*, douloureuses au toucher. — Gencives pâles. — Gencives ulcérées et dentelées, comme si elles étaient rongées. — Prurit, brûlure et rougeur des gencives. — Gencives fongueuses et saignantes. — Ébranlement *et chute des dents.* — *Mal de dents déchirant* qui occupe la moitié de la figure, plus fort *la nuit,* aggravé *par les boissons froides et chaudes, et par l'air froid,* et diminué par la chaleur extérieure et le frottement. — Déchirement nocturne dans les dents, *aggravé par le manger.* — Secousses et élancemens nocturnes dans les dents, qui passent dans l'oreille et à la tête. — Odontalgie avec gonflement des joues.

Bouche. — Ulcères dans la bouche, surtout à la partie intérieure des joues, avec douleur brûlante.—*Aphtes de la bouche.* — *Odeur fétide de la bouche.* — Gonflement de la langue. — *Langue chargée,* blanche ou jaune. —Langue sèche, chargée, noirâtre.—*Induration de la langue.* — Impuissance de parler.

Goût, faim et soif. — Goût putride, amer, ou acide. — Insipidité des alimens. — Faim dévorante.— Manque d'appétit. — On est vite rassasié en mangeant. — Répugnance pour les mets chauds. — *Soif violente, brûlante.* — Soif pour la bière. — Soif vive pour les boissons froides.

Gorge. — Inflammation et gonflement de la luette. — Déglutition difficile.— *Brûlure dans la gorge.*— *Envies d'avaler,* et sensation à la gorge comme s'il y avait quelque chose qu'on voudrait avaler.—*Inflammation,* rougeur et sécheresse *dans la gorge.* — *En avalant, élancement douloureux à la gorge, aux amygdales,* et jusque dans l'oreille, aggrave la nuit et à l'air froid. — Sensation comme si ce qu'on avale passait sur un morceau de chair vive. — Les boissons, pendant la déglutution, remontent dans le nez. — Ulcération et suppuration des amygdales.— Ulcération des glandes salivaires. — *Ulcères syphilitiques du pharynx.* — *Écoulement abondant* d'une *salive épaisse, fétide,* d'un goût désagréable. — *Salivation forte.*

Renvois et vom. — *Renvois amers.* — Renvois d'air. — Renvois d'un goût putride à la bouche. — Envies de vomir, avec céphalalgie, vertiges et chaleur. — Vomissemens nocturnes de bile. — Vomissement des alimens ingérés.

Estomac. — Tension à la région de l'estomac. — Pression à la région précordiale, jusqu'au cartilage xiphoïde. — Grande faiblesse des digestions avec fièvre continuelle. — Brûlure à la région précordiale.

Hypocond. — Élancement violent dans la région du foie. — Inflammation et induration du foie. — *Jaunisse.*

Ventre. — *Tranchées.* — Sensation de vide dans le bas-ventre. — Sensation de quelque chose de vivant dans le ventre. — Ballonnement du bas-ventre douloureux au toucher, avec borborygmes et gargouillement. — Coliques et diarrhée produites par l'impression de l'air froid du soir. — Gonflement, rougeur, *inflammation et suppuration des glandes inguinales,* qui sont aussi douloureuses au toucher, et en marchant.

Selles. — Envie et efforts fréquens et inutiles d'aller à la selle, avec ténesme à l'anus. — Sortie des alimens non digérés et de matières âcres, sanguinolentes, et goudronneuses. — *Diarrhée dyssentérique avec ténesme.* — Selles sanguinolentes, âcres, qui rongent l'anus. — *Selles muqueuses.* — Selles hachées. — *Selles d'une odeur acide.*— Selles de forme ténue.—

Selles dures, gluantes. — Constipation. — Tranchées avant la selle. — Brûlure à l'anus pendant les selles. — Sortie du rectum par la pression et les efforts pour aller à la selle.

Urines. — Excrétion des urines fréquente et continuelle, *en petite quantité*, et par un petit jet, avec incontinence d'urine. — Écoulement involontaire de l'urine. — Urines *fétides d'un rouge foncé*, brun. — Brûlure et élancement dans l'urètre pendant et hors le temps où l'on urine.

Org. génit. — Gonflement à la partie antérieure du gland, avec suppuration entre le gland et le prépuce. — *Gonorrhée bâtarde*. — Écoulement verdâtre et grisâtre qui ressemble à la blennorrhagie, augmenté la nuit. — Gonflement du prépuce avec inflammation et douleur brûlante à la partie intérieure. — Vésicules sur le gland, qui se convertissent en *ulcères, avec un fond caséiforme, lardacé*, et des rebords durs. — (*Chancres*). — Gonflement des testicules. — Érections douloureuses. — Prolapsus de la matrice. — Règles trop abondantes avec coliques et anxiété. — Règles faibles et trop peu prolongées. — Suppression des règles. —*Leucorrhée pruriforme rongeante*.

Corysa. — Éternuement fréquent sans corysa. — Sécheresse du nez. —Corysa sec.

Respiration. — *Respiration courte* avec oppression de poitrine, surtout en marchant vite, *et en montant un escalier*. — Voix enrouée.

Toux. — *Toux sèche* fatigante, comme si la tête et la poitrine allaient éclater. — Chatouillement qui provoque une toux sèche. — *Toux produite par une irritation au larynx, ou dans la partie supérieure de la poitrine*. —Toux avec crachement de sang.

Poitrine. — Pression douloureuse dans la poitrine. — *Brûlure dans la poitrine*, jusqu'à la gorge. — Élancement à travers la poitrine jusqu'au dos, aggravé par la toux. — *Battemens de cœur.* — *Gonflement et dé-formation des mamelles.*

Cou et nuque. — Élancement douloureux à la partie exté-rieure du cou. — Raideur douloureuse du cou et de la nuque. — Tiraillement à la nuque et dans le dos. *Gonflement douloureux des glandes du cou et de l'oreille, avec élancement* et pression *dans les dents.* — Douleur de brisure aux omoplates, au dos et au sacrum.

Memb. sup. — Tiraillement convulsif dans les bras et les doigts, — Contraction et courbure des doigts.— Gon-flement et chaleur du coude, de l'avant-bras, et de la main. — Sueur à la paume des mains. — Rhagades et fissures sanguinolentes et profondes aux doigts.

Memb. inf. — *Gonflement* luisant *des jambes* et des articu-lations du pied. — Exostoses douloureuses aux jam-bes. — Contraction et courbure des jambes avec des crampes dans les mollets et les orteils.

Peau. — Éruption humide, pruriteuse, qui produit des boutons comme la grosse gale. — Pustules doulou-reuses, pruriteuses en séchant. — Éruption croû-teuse. — *Éruption* comme de gale, *brûlante après le grattement.* — Dartres humides. — Éruption ortiée. — Éruption miliaire qui saigne facilement aux jam-bes et aux bras. — Prurit violent, universel, surtout le soir, et la nuit par *la chaleur du lit.*

Sensat. gén. — *Douleur déchirante dans les muscles* et les articulations des membres supérieurs et inférieurs. — Élancement douloureux dans les membres et les ar-ticulations. — Grand abattement de tout le corps avec douleurs ostéocopes. — Engourdissement des membres. — Pesanteur dans tous les membres. — *Inquiétudes* dans les membres, *le soir,* avec douleur dans les articulations. — Grande faiblesse produite par de petits efforts avec tremblement et congestion de sang. — Le meilleur état est celui du matin, dans la chaleur et le repos. — *La plupart des symptômes apparaissent la nuit.*

Fièvre. — Fermentation violente et battement dans les artères. — Pouls accéléré, faible, ou irrégulier. — Froid continuel du corps. — Le soir et *la nuit, frissons* tels qu'on ne peut se réchauffer devant un poële chaud. — Horripilations et chaleur alternativement. — Chaleur sèche, le soir. — Jour et nuit, chaleur brûlante avec augmentation des douleurs en se découvrant. — La nuit, forte sueur d'odeur acide. — Sueurs matinales.

Sommeil. — Grande somnolence dans la journée avec un demi sommeil continuel. — Somnolence léthargique. — *L'agitation et l'anxiété empêchent de s'endormir de bonne heure.* — Sommeil inquiet *et léger.* — Réveil fréquent, la nuit. — Insomnie causée par la fermentation du sang, l'anxiété, et les images effrayantes de l'imagination.

Moral. — Grande distraction. — Délire. — Erreurs de l'imagination. — *Grande inquiétude* physique et morale, surtout le soir et la nuit. — *La nuit, anxiété* et craintes. — Dégoût de la vie et désir de la mort. — Mauvaise humeur et taciturnité. — *Entêtement et impatience.* — Manie et pleurs. — Gémissemens continuels.

Notes pratiques.

Le mercure est le médicament spécifique de la syphilis. On l'a employé avec succès dans la céphalalgie déchirante, et surtout celle qui avait son siége aux tempes, Ruckert, i, 202; dans l'ophtalmie, Arch., iii, 3, 67; Ann., i, 245; dans le gonflement et l'induration des glandes parotides et sous-maxillaires; et dans une espèce de scorbut de la bouche, Ann., i, 245. Plusieurs cas de glossite et de gonflement in-

flammatoire de l'intérieur de la bouche, ont été guéris par
le mercure, Hartmann. Ce médicament est l'un des spécifiques de l'ictère. Il jouit d'une grande efficacité dans la diarrhée dyssentérique, Ann., 1, 180; dans le prolapsus du rectum pendant la selle, Ann., 1, 100; dans les selles âcres,
muqueuses chez les enfans, avec écorchure à l'anus, et une
éruption miliaire, Ruck., 207. Le mercure a souvent guéri
d'une manière durable le prolapsus du vagin. Dans le gonflement et l'induration des mamelles, on voit déjà l'amélioration commencer au bout de huit jours, sous l'influence
de ce médicament. On lui doit encore de nombreuses guérisons de cette espèce de dartres qui paraissent après des ulcères syphilitiques mal traités, avec écoulement de sanie,
rongement, et une tendance visible à se propager, Ruckert,
200.   (*N. D. T.*)

NITRE (*Kali nitricum*).

Durée d'action, 6 semaines. — Antid. Ether. Nitr.

Tête. — Céphalalgie qui commence le soir et dure toute la
    nuit et le jour suivant, avec contraction des paupiè-
    res. — *Céphalalgie après avoir mangé du veau.* —
    Congestion vers la tête. — Mal de tête à l'occiput, qui
    diminue en déliant les cheveux. — Sensibilité dou-
    loureuse du cuir chevelu.
Yeux. — Le soir, cercle de couleur d'arc-en-ciel autour de la
    lumière artificielle. — *L'odeur du camphre produit
    un obscurcissement devant les yeux.*
Nez. — *Inflammation* avec élancement du bout du nez. —
    Épistaxis dont le sang est âcre comme si c'était du
    vinaigre. — Contraction douloureuse dans le front
    et les yeux, qui se concentre dans le bout du nez.

Face. — Rougeur et tension des joues, avec aggravation de la céphalalgie.

Langue, larynx. — Langue chargée d'une couche muqueuse blanchâtre. — Tension dans le larynx. — Tranchées dans le larynx avec gêne de la déglutition.

Faim et soif. — *Le soir, beaucoup plus d'appétit qu'à midi.* — Soif violente continuelle.

Ventre. — Pression douloureuse dans les lombes pendant le repos, augmentée surtout par la toux. — Tranchées qui se dissipent le soir. — *Douleurs violentes du bas-ventre*, surtout au côté droit, *après avoir mangé du veau.* — Douleur aux reins.

Selles. — Selles diarrhoïques. — Selles difficiles, paresseuses, dures, qui exigent beaucoup d'efforts.

Urines. — Urines fréquentes, abondantes, claires.

Org. génit. — Augmentation de l'appétit vénérien. — *Règles d'un sang noir*, qui viennent trop tôt et trop abondamment. — Avant et pendant les règles, douleur violente au sacrum. — Leucorrhée blanche, ténue, qui rend le linge raide, et sort avec douleur au sacrum.

Toux. — *Toux sèche*, plus forte le matin que dans la journée. — Toux et céphalalgie engourdissante qui réveille à trois heures du matin. — Douleurs de poitrine en toussant, jusqu'à ce que les crachats se détachent. — Toux avec élancement dans la poitrine, et crachement de sang pur.

Poitrine. — *Élancement dans la poitrine.* — Oppression de poitrine en montant. — Tension et pression douloureuse dans la poitrine, avec âpreté au-dessous du sternum, qui provoque une toux sèche.

Dos. — Douleur de dos en se baissant. — *Le matin* en se réveillant, *violente douleur au sacrum.*

Memb. sup. — Déchirement et élancement dans les articulations des membres supérieurs, avec gonflement des doigts, et sentiment de pesanteur de la main, et comme si elle devenait plus grande.

Memb. inf. — Sentiment de lassitude et de faiblesse paralytique dans les jambes, après une courte promenade.

Peau. — Élancemens à la peau comme des pointes d'épingles, suivis de brûlure, surtout à la face. — *Vésicules brûlantes* avec un liquide jaunâtre, qui crèvent par le grattement, ce qui fait cesser la brûlure. — Enflure rapide de tout le corps.

Sensat. gén. — Affaissement, le matin, avec sensation de chaleur à la face, et front brûlant. — *Lassitude plus grande assis que pendant le mouvement. — Le camphre augmente les symptômes.*

Fièvre. — Le soir, frissons avec douleur. — Après midi, froid avec soif, ou froid sans soif après la céphalalgie ; la nuit suivante, chaleur sans soif et sans sueur. — Sueurs matinales, surtout à la poitrine. — Pouls plein, dur, accéléré.

Sommeil. — Somnolence, le jour. — La nuit, sommeil très-inquiet, comme un demi-sommeil, avec réveil fréquent. — *Cauchemar.* — Assoupissement.

Moral. — Esprit agité ; anxiété.

Notes pratiques.

M. le docteur Grosz conseille le nitre dans quelques espèces de crampes d'estomac, et de phthisie purulente avec sueurs colliquatives, Gaz. hom., 1, 103. (*N. D. T.*)

OR (*Aurum*).

Durée d'action, 6 semaines. — Antid. ?

Tête. — Le travail d'esprit fatigue extrêmement, et fait

éprouver une violente douleur de tête, comme si elle était brisée; en continuant de travailler, la douleur augmente jusqu'à la confusion des idées. — *Conges- tion à la tête.* — Le matin, douleur de tête, comme si le cerveau était brisé. — Le matin, pesanteur dans la tête. — Douleur pulsative dans une moitié de la tête, comme si on la hachait. — Exostose à la tête.— Chute des cheveux. — Éruption rouge écailleuse sur le nez et sur le front.

Yeux. — *Amaurose, suite de la paralysie du nerf opti- que.* — Tension dans les yeux avec diminution de la force visuelle. — *Taches de la cornée.*

Nez. — Gonflement, inflammation et rougeur du nez. — *Carie des os du nez et du palais par abus du mercure.* — Desquammation de l'épiderme du nez. — Exalta- tion du sens de l'odorat.

Face. — La face est bouffie et luisante comme par la sueur, avec proéminence des yeux. — Inflammation des os de la face.

Mâch. — Tiraillement dans les mâchoires avec gonflement de joues. — *Douleur tensive de la mâchoire supé- rieure.* — Douleur térébrante au palais.

Bouche, faim, soif. — *Odeur fétide de la bouche,* semblable à du fromage vieux. — *La faim et la soif sont très vifs.*

Estomac. — Douleur d'estomac comme causée par la faim. — Malaise inexplicable au creux de l'estomac.

Ventre. — Colique nocturne venteuse. — Sortie de beau- coup de vents fétides. — Malaise dans le bas-ventre. — Ballonnement du ventre. — Exostose dans la ca- vité du bassin. — *Sortie de la hernie inguinale.* — Hernie inguinale chez les enfans et les grandes per- sonnes.

Selles. — Selles abondantes. — Diarrhée nocturne.

Urines. — Suppression de la sécrétion urinaire. — *Ischurie.*

Org. génit. — Augmentation de l'appétit vénérien. — *Gon-*

flement de la partie inférieure du scrotum. — Chute de l'utérus. — Tout le système génital est fortement entrepris.

Corysa. — Corysa fluent. — Écoulement de pus par le nez. — Obturation du nez.

Poitrine. — Le matin, accumulation dans la poitrine et la trachée artère d'un mucus, dont l'expectoration est difficile. — *La poitrine est extrêmement serrée* pendant la nuit et la marche à l'air libre, ce qui oblige de faire des inspirations profondes. — Pression continuelle sur la partie gauche de la poitrine.

Cœur. — Forts battemens du cœur avec grande congestion à la poitrine.

Dos. — Violentes douleurs dorsales qui empêchent, le matin, de remuer les membres.

Memb. sup. — Déchirement paralytique et douleur de meurtrissure dans les extrémités, surtout dans les articulations, en mettant les membres à nu, et pendant le repos ; ces accidens se dissipent en sortant du lit.

Memb. inf. — Douleurs dans les genoux comme s'ils étaient fortement serrés par une ligature. — Déchirement paralytique dans les articulations postérieures des orteils et des doigts. — Goutte noueuse.

Sensat. gén. — *Grande fermentation du sang,* avec forte congestion à la tête. — Bourdonnement et tapage dans la tête, avec *fort battement du cœur.— Crampe hystérique.* — Le sujet pleure et rit alternativement. — Gonflement hydropique de tout le corps. — Toutes les sensations deviennent très fines et très aiguës. — *Exaltation de la sensibilité pour chaque douleur.* — *Le sujet aime le grand air,* même quand le temps n'est pas beau, et s'en trouve bien.

Fièvre. — *Le soir, dans le lit, frisson* non suivi de soif et de chaleur. — Chaleur de la face avec mains et pieds froids. — Sueur matinale abondante.

Sommeil. — *Somnolence après le dîner.* — Après quatre

heures du matin, le sommeil n'est plus bon. — Le matin en s'éveillant, on se trouve faible et fatigué. — Manqué de sommeil. — *Sommeil agité avec rêves effrayans.*

Moral. — *Mélancolie* avec anxiété, inquiétude, et *désir de la mort.* — Indécision extrême. — Mélancolie profonde tant qu'on reste seul ; elle se change en *colère et emportement par la moindre contradiction.* — Désir de revoir ses amis et ses parens ; nostalgie. — *Propension irrésistible à pleurer.* — Inquiétude. — Variations dans l'état du moral ; on est tantôt emporté, tantôt gai, tantôt triste.

Notes pratiques.

L'or est le spécifique de l'ozène, avec carie des os et du nez, produite par l'abus du mercure. La carie simple des os du nez a été également guérie par ce médicament, Grosz., Gaz. hom., 1, 103. On l'a employé avec succès contre la mauvaise odeur de la bouche, surtout chez les jeunes filles à l'époque de la puberté, Hartmann ; ainsi que dans certaines hernies dont il a opéré la réduction, Arch., III, 1, 94. — VIII, 2, 69. L'or est très efficace dans les descentes de matrice, Arch., IV, 1, 76. — VIII, 1, 82. Il a apaisé pour long-temps des crampes hystériques avec *prolapsus uteri*, Rau., 186. L'une des propriétés caractéristiques de cette substance est le bruissement et le tapage qu'elle produit dans la tête ; ces symptômes si fréquens chez les femmes hystériques ont été guéris plusieurs fois d'une manière durable par son emploi, Ruck., 51, L'or s'est montré salutaire dans la disquammation dartreuse de l'épiderme après un érésypèle, Rau., 198 ; dans les exostoses, et en général dans les maladies produites par l'abus des mercuriaux. Hanemann le recommande dans plusieurs espèces de folie. Enfin, ce médicament a procuré plusieurs guérisons d'hypocondrie, Arch., 1, 2, 134 ; et d'arthritis, Arch., IV, 2, 61. *(N. D. T.)*

PÉTROLE (*Petroleum*).

Durée d'action , .de 40 à 50 jours. — Antid. Nolx vomiqac. Puls.

Tête. — Vertige en se baissant. — Embarras de la tête. — Pression et élancement douloureux dans la tête. — Battemens à l'occiput. — Mal de tête, le matin à jeun, et le soir après la promenade. — Céphalalgie uni-latérale qui force à se coucher. — Sensation comme si tout était à vif dans la tête. — Pincemens douloureux à la tête. — Douleur du cuir chevelu au toucher, comme s'il était suppuré et contus.— *Éruption à la tête et à la nuque.* — Croûtes au cuir chevelu. — Dartres à la nuque. — Chute des cheveux.

Yeux. — Inflammation des yeux. — Lueurs devant les yeux. — Voile devant les yeux. — Impossibilité de lire des caractères fins sans lunettes, à cause de *la presbyopie.* — Vue double. — Convulsion des yeux en haut.

Oreilles. — Tintement d'oreilles. — Bruit dans l'oreille. — Bourdonnement et bruissement devant les oreilles. — *Surdité* (surtout après l'usage de l'acide nitrique). — Sécheresse et sentiment de sécheresse désagréable dans l'intérieur des oreilles. — Écoulement de sang et de pus par les oreilles.

Nez. — Sécheresse et sensation désagréable de sécheresse dans le nez. — Obturation du nez.

Face. — Chaleur de la face après le dîner. — *Couleur de la face, jaune,* pâle.

Bouche. — Boutons crouteux aux lèvres et aux angles de la bouche. — Gonflement de la glande sous-maxillaire. — *La langue est chargée de matières blanches.* —

Odeur désagréable de la bouche. — Mucosités dans la bouche et dans la gorge.

Dents. — Odontalgie par le contact de l'air libre, avec gonflement des joues, plus forte la nuit. — Grande facilité à la luxation de l'articulation maxillaire droite, le matin au lit, avec de vives douleurs.

Appétit et soif. — Le matin, grande sécheresse de la bouche et de la gorge, avec soif vive pour la bière. — Faim vive. — Manque d'appétit. — *Dégoût pour la viande et pour les choses grasses*. — Goût amer dans la bouche.

Rapports. — Eructation. — *Renvois d'un liquide acide et désagréable*. — Envies de vomir. — Vomissement amer, verdâtre. — Après le dîner, obscurcissement et vertiges. — Dans la déglutition, quelque chose remonte à l'ouverture postérieure des narines.

Estomac. — Douleur à la région précordiale, comme si quelque chose allait se déchirer. — *Pression à l'estomac*. — Grande faiblesse de l'estomac.

Ventre. — Vide dans le bas-ventre. — *Tranchées*. — Gargouillemens au bas-ventre. — Coliques après avoir mangé.

Selles. — Selles dures. — *Selles fréquentes pendant la journée. — Diarrhée. — Selles muqueuses sanguinolentes*. — Coliques avant la selle diarrhoïque. — Après avoir été à la selle, brûlure dans le rectum.

Urines. — Pissement fréquent, avec peu d'urines rouges, brunes et fétides. — Suintement involontaire et goutte à goutte des urines. — *Rétrécissement de l'urètre*. — Brûlure dans l'urètre.

Org. génit. — *Prurit* et humidité *du scrotum*. — Dartres pruriteuses au scrotum et au périné. — Pollutions fréquentes. — Règles qui viennent trop tôt, et dont le sang cause du prurit. — Leucorrhée comme des blancs d'œuf.

Corysa. — Corysa. — Obturation du nez. — *Enrouement*.

Toux. — Toux, le soir, après le coucher.— *Toux nocturne sèche.* — Toux sèche qui vient du fond de la poitrine, produite par sécheresse, et grattement dans la gorge.

Poitrine. — Élancement dans un côté de la poitrine. — L'air froid produit une sensation de resserrement à la poitrine. — Dartres sur la poitrine.

Dos et sacrum. — *Douleur dans le dos.* — Douleur au sacrum, qui ne permet pas de rester debout.—Faiblesse et raideur dans le sacrum et dans le dos.

Memb. sup. — Déchirement dans les mains. — Taches brunes aux poignets. — *Raideur goutteuse des articulations des doigts.* — Brûlure à la paume des mains. — Crevasses de la peau des mains et des doigts, avec des rhagades sanguinolentes, l'hiver.

Memb. inf. — Dartres aux genoux. — Brûlure à la plante des pieds qui sont gonflés. — Tiraillement douloureux aux extrémités. — Craquement et raideur des articulations. — *Engourdissement* et raideur *des membres.* — Facilité à se refroidir. — *Craquement des articulations.*

Peau. — Cors aux pieds. — Verrues. — *Engelures.* — *La peau guérit difficilement.* — Grande sensibilité de l'épiderme. — *Chairs luxuriantes dans les ulcères.* — Maladies des glandes après des contusions.

Sensat. gén. — *Aversion pour l'air libre.* — Frissonnement à l'air libre. — Chaleur passagère. — Fermentation du sang et sueur après un tour de promenade, ou un léger chagrin. — Malaise et faiblesse après être allé en voiture. — Le matin et le soir, grande lassitude. — Grande disposition à se refroidir. — Sensation de malaise universel, insupportable, avec tremblement et grande lassitude.

Fièvre. — Frissons avec céphalalgie, et froid des mains et de la face. — Fièvre intermittente. — Frissons, ensuite chaleur de la face et froid aux pieds. — Chaleur

de la face avec soif. — Aussitôt après le froid, sueur.
— Sueurs nocturnes.

Sommeil. — *Le matin, on n'a point assez dormi.* — Somnolence, le jour et le soir, quand on est assis tranquille. — La nuit, demi-sommeil avec rêvasseries.
— Beaucoup de rêves, réveil fréquent, chaleur et
angoisses.

Moral. — Manque de mémoire. — Anxiété et disposition à
s'effrayer. — Humeur agitée ; *emportement avec in-
jures.* — Grande irrésolution.

Notes pratiques.

Le pétrole est un des médicamens les plus efficaces dans
les vertiges chroniques, Com. du docteur Franz. On l'a employé avec succès dans les cas de dureté de l'ouïe, Ann., III,
167. Il est d'une grande utilité dans la diarrhée chronique
invétérée, Ruck., 234. Le pétrole est l'un des spécifiques des
engelures. Il réussit fort souvent dans plusieurs espèces de
dartres, et principalement dans les dartres du scrotum et du
périné, accompagnées de prurit; ainsi que dans le simple
prurit désagréable du scrotum, Ruck., 1, 230. (*N. D. T.*)

PHOSPHORE (*Phosphorus*).

Durée d'action , 40 jours. — Antid. Camphre. Café. Noix vomique. Vin.

Tête. — Vertiges fréquens à différentes heures de la journée.
— *Vertiges tournoyans en se levant du lit.* — Vertiges avec céphalalgie et nausées. — Céphalalgie as-
sourdissante. — *Congestion à la tête.* — *Céphalalgie,
le matin.* — Céphalalgie après des chagrins. — Nausées, le soir, suivies de céphalalgie nocturne. — Fai-

blesse de la tête qui ne supporte pas le bruit du rire, de
la musique, de la marche, etc. — Céphalalgie avec
forte congestion, assourdissement et pâleur de la
face. — Déchirement dans un côté de la tête. — La
tête est plus légère à l'air libre. — Élancemens extérieurs dans un côté de la tête. — Disposition au refroidissement de la tête ; à l'air libre, on a la sensation comme si le cerveau devenait raide. — *Chute
des cheveux.* — Sensation comme si les tégumens du
front étaient trop étroits, avec anxiété.

Yeux. — Difficulté d'ouvrir les paupières. — Brûlure et
cuisson dans l'angle extérieur des yeux. — *Larmoiement au vent.* — Ophtalmie avec brûlure et fort
larmoiement. — Ophtalmie avec chaleur et pression
comme par un grain de sable. — Larmoiement et
suppuration nocturne des yeux. — Le matin en se
réveillant, vue faible. — *Myopie.* — Vue trouble. —
Taches noires qui voltigent devant les yeux. —
Tous les objets paraissent colorés de noir devant les
yeux. — Cécité, le jour, ou bien tous les objets paraissent gris. — Obscurcissement de la vue à la lumière artificielle.

Oreilles. — *Battemens et pulsations dans l'oreille.* — Sensation de sécheresse dans l'oreille. — *Bourdonnement
des oreilles.* — Dureté de l'ouïe pour la perception
de la parole. — Fort résonnement des paroles dans
l'oreille, qui produit une vibration dans la tête. —
Tantôt écoulement d'une humeur jaune des oreilles,
et tantôt dureté de l'ouïe.

Nez. — *Gonflement et rougeur du nez.* — Éphélides nombreuses sur le nez. — On mouche du sang. — Épistaxis. — *Sécheresse pénible du nez.* — Écorchure des
angles du nez. — Écoulement continuel de mucus,
du nez. — *Odeur désagréable du nez.*

Face. — *Couleur de la face, sale, pâle,* terreuse. — Alternativement, rougeur vive de la face, et chaleur passa-

gère. — Rougeur circonscrite des joues. — *Bouffis-sure de la face, surtout au-dessous des yeux*, avec enfoncement des yeux entourés d'un cercle bleuâtre. — Tension de la peau de la face. — *Tension dans la peau de la moitié* (gauche) *de la face.*

Bouche. — Dartres et boutons autour de la bouche. — *Ulcération des angles de la bouche.* — Douleur dans l'une des moitiés de la face en ouvrant la bouche. — Écorchure dans l'intérieur de la bouche. — Mucus collant dans la bouche.

Dents. — Gencives gonflées qui saignent facilement. — Odontalgie à l'air libre et par les alimens chauds, quelquefois seulement la nuit.

Langue, salive. — Langue blanche. — Salive salée, douceâtre.

Goût. — Goût muqueux, goût de fromage. — Grand désir de quelque chose qui restaure.

Gorge. — Brûlure et sentiment d'écorchure dans la gorge.— *Le matin, renaclement de mucus du pharynx. — Sécheresse dans la gorge,* nuit et jour.

Rapp. — Rapports spasmodiques. — Renvois acides. — Rapports avec douleur au cardia, comme si quelque chose voulait se déchirer. — Aigreurs augmentées après le dîner.

Naus., vom. — Le matin, nausées. — Vomissement des alimens, le soir. — Vomissement de bile, la nuit. — Vomissement de sang. — Nausées après le dîner.

Estomac. — Douleur comme par le rétrécissement du cardia, surtout en avalant du pain. — *Espèce de rétrécissement du cardia.* — L'aliment qu'on vient d'avaler revient dans la bouche. — Douleur à la région précordiale par le toucher, le matin. — Fouillement au creux de l'estomac. — *Plénitude de l'estomac.* — Brûlure à la région précordiale. — Malaise par tout le corps, surtout à l'estomac. — Les douleurs commencent à table, et durent tout le temps du dîner.

12

— Faim après avoir mangé. — Chaleur et anxiété après le dîner. — Brûlure dans les mains après avoir mangé. — Paresse et somnolence après les repas.

Ventre. — Ballonnement après les repas. — Borborygmes et *gargouillement dans le ventre. — Souffrances par des vents. — Déplacement des vents.* — Coliques venteuses profondes dans le ventre, qui augmentent quand on est couché. — Malaise dans le bas-ventre après le déjeûner. — Coliques, le matin au lit. — Déchirement dans le bas-ventre avec fréquente envie d'aller à la selle.

Selles. — Selles molles, ténues, chroniques. — Diarrhée chez les femmes enceintes. — Mollesse chronique des selles. — Diarrhée muqueuse. — Selles comme de la bouillie. — Selles retardées. — *Écoulement de sang pendant la selle.* — Paralysie du canal intestinal. — *Hémorrhoïdes de l'anus et du rectum.* — Écoulement de mucosités par l'anus continuellement ouvert.

Urines. — Urines fréquentes, mais toujours en petite quantité. — Urines avec un sédiment blanc nuageux, ou bien un sédiment de sable rouge ou jaune. — Pissement de sang. — Brûlure en urinant. — Tension dans l'urètre. — Cuissons dans l'urètre en urinant. — *Tressaillement brûlant dans l'urètre hors le temps où l'on urine.*

Org. génit. — Érection trop violente, le soir. — *Appétit vénérien extrêmement augmenté.* — Envie continuelle du coït. — Éjaculation du sperme trop prompte et sans force. — *Pollutions trop fréquentes. — Élancemens dans le vagin jusqu'à l'utérus.* — Stérilité par une extrême appétence vénérienne. — *Règles trop tôt et trop abondamment.* — Écoulement de sang chez les femmes enceintes. — Leucorrhée rongeante qui produit des vésicules.

Corysa. — *Corysa sec.* — Enchifrènement.

Voix, larynx. — *Enrouement chronique.* — Âpreté dans le larynx. — Expectoration de mucosités venant du larynx.

Resp. — Respiration difficile. — Le soir, respiration difficile et anxiété dans la poitrine, qui augmente étant assis.

Toux. — Toux produite par un chatouillement dans la poitrine. — Toux avec âpreté et enrouement. — Toux nocturne avec élancement dans le larynx. — Toux avec mal de ventre. — *Toux sèche fatigante* produite par l'air froid ou la lecture à haute voix. — Toux chez les femmes enceintes. — Toux et crachats tenaces ou sanguinolens, avec cuisson dans la poitrine. — Matin et soir, toux avec crachats purulens, salés. — Toux et crachement de sang, avec une menstruation faible, et qui s'arrête quelquefois. — *Phthisie pulmonaire.*

Poitrine. — Oppression de poitrine pendant le mouvement. — Élancement dans le côté gauche de la poitrine, avec douleur au toucher. — Point de côté chronique. — Douleur de brûlure et d'écorchure dans la poitrine. — Douleur en bas du côté gauche de la poitrine, quand on est couché dessus. — Sensation de plénitude dans la poitrine. — *Érésypèle avec brûlure et élancement aux mamelles.* — Ulcères avec suppuration aux seins.

Cœur. — Battemens de cœur étant assis. — Congestion à la poitrine et battemens violens au cœur, à chaque impression morale.

Cou, dos, nuque. — Cou gros. — Raideur de la nuque. — Douleur dans le dos et le sacrum après être resté long-temps assis. — Élancemens déchirans dans les bras et dans les épaules.

Memb. — Engourdissement de la pointe des doigts et des orteils. — *Exostose au tibia.* — Secousses dans le pied, le jour, et la nuit avant de s'endormir. — Gonflement des pieds, le soir. — Douleur dans l'articulation coxo-fémorale droite. — Déchirement dans les extrémités après chaque refroidissement, surtout la nuit au lit. — Sensation et tremblement dans les membres. — Brûlure dans les extrémités. — Brûlure à la paume des mains. — Tremblement des membres pendant le travail.

Os , peau. — Taches jaunes au bas-ventre et sur la poitrine. — Taches brunes sur le corps. — Dartres sèches. — Cors aux pieds. — Engelures. — Fongus hématode. — Maladies des glandes à la suite des contusions.

Sensat. gén. — Grande disposition à se refroidir, et *grande impressionabilité* aux changemens de température. — *Saignement abondant de petites plaies* par fermentation du sang. — On ne peut supporter l'air libre.

Fièvre. — *Frissons, le soir,* et horripilations sans soif, suivis ou non suivis de chaleur. — Frissons, chaleur avec soif et sueur qui se suivent, surtout la nuit et l'après-midi. — *Chaleur passagère.* — *Sueur matinale.* — Sueur glutineuse nocturne.

Sommeil. — Le soir, on s'endort très tard. — Le matin, on n'a pas assez dormi. — Somnambulisme. — Insomnie produite par l'agitation.

Moral. — Le matin, grande facilité à oublier. — Grand afflux des idées qu'on ne peut point mettre en ordre. — Timidité. — Facilité à s'effrayer. — Frayeurs quand on est seul. — Irritabilité et anxiété. — Humeur et dépit. — *Grande susceptibilité* et disposition à se mettre en colère, suivie de symptômes maladifs. — Horreur du travail. — Misanthropie.

Notes pratiques.

Le phosphore est rarement indiqué, selon Hahnemann (Mal. chr., ii, 45), dans les maladies chroniques caractérisées par le défaut d'appétit vénérien, et la faiblesse des organes génitaux, ou quand les règles ont coutume de revenir avant leurs époques, et en général dans tous les cas de faiblesse trop grande et de pauvreté d'énergie vitale. On l'a employé avec succès au début d'une amaurose, Ann., 1, 79; dans un obscurcissement de la vue produit par un leucome, Arch., viii, 3, 156; et dans une inflammation chronique du nez, Arch., viii, 1, 106. Les coliques flatulentes qui ont leur siége profondément dans le bas-ventre, et qui s'aggravent étant couché, ne résistent jamais à ce médicament, Ruck., 1, 204. Les selles molles comme de la bouillie, ou continuellement diarrhoïques, sont surtout des indices pour son application. Le phosphore s'est montré salutaire dans une aphonie chronique avec brûlure à la région précordiale, dartres, etc., Ann., 1, 246; dans une espèce de croup, de pneumonie, d'asthme, Ann., 1, 117; de phthisie pulmonaire, Arch., vii, 2, 30; Ann., 1, 342; de toux chronique sèche produite, soit par des tubercules pulmonaires, soit par une phlegmasie chronique, Com. du docteur Muller; et enfin dans les abcès de mauvaise nature des mamelles. Un œdème des pieds et des mains avec enflure de la face a été guéri d'une manière durable par ce médicament, Hartmann. Il est très utile dans les engelures des pieds, Ann., 1, 134. On trouve dans la Gaz. hom., 1, 100 (Grosz), un exemple de guérison d'une hypocondrie; et dans une communication du docteur Kretsmar, celle d'un squirrhe de l'estomac avec renvoi des alimens. (*N. D. T.*)

PLATINE (*Platina*).

Durée d'action, 5 à 6 semaines. — Antid. Pulsatille.

Tête. — Accès de vertige, le soir. — Pression et *crampe douloureuse* dans les tempes et dans la partie antérieure de la tête, comme si la pression se dirigeait en dedans; elle s'aggrave en se baissant, et par le mouve-

ment. — Sensation comme d'une cheville dans les os
pariétaux. — *Sensation d'engourdissement dans la
tête.* — Sensation comme si la tête était serrée dans
un étau. — Douleurs lancinantes dans la tête. —
Bourdonnement dans la tête.

Yeux. — Sentiment de tension et douleur d'écorchure dans
les orbites. — *Douleur de crampe sur le bord des orbites.* — *Mouvemens convulsifs des paupières.* —
Tremblemens convulsifs des paupières. — *Fourmillement dans les angles des yeux.* — Les yeux sont con-
vulsés (la prunelle dirigée en haut). — Sensation de
chaleur dans les yeux. — Trouble de la vue comme
s'il y avait une gaze devant les yeux. — Les objets
paraissent remuer et papilloter devant les yeux. —
*Erreurs du sens de la vue : les objets paraissent plus
petits qu'ils ne sont en réalité.* — Les yeux deviennent
douloureux si on fixe fortement un objet.

Oreilles. — *Serrement de crampe douloureux et pression
dans les oreilles.* — Secousses dans les oreilles. —
Fourmillement rongeant aux oreilles. — *Sensation de
surdité* dans les oreilles et sentiment de froid qui se
propage par la joue jusqu'aux lèvres. — Bruissement,
tintement, mugissement, et roulement (comme d'une
voiture) dans les oreilles.

Nez. — *Serrement de crampe douloureux du nez et sensation d'engourdissement.*

Face. — *Rougeur et chaleur brûlante de la face* avec soif ardente, surtout le soir. — *Serrement de crampe douloureux, et sensation d'engourdissement* à l'os ma-
laire. — Pression obtuse, et qui étourdit, à l'os ma-
laire. — *Trismus des mâchoires.* — Distorsion de la
bouche et des muscles de la face.

Menton. — Sentiment de froid autour de la bouche. —
Prurit rongeant au menton. — *Réseau veineux au
menton.* — Sentiment de froid et engourdissement
au menton.

Dents. — Tiraillemens des dents par secousses, et serrement douloureux. — Battement et fouillement dans les dents.

Langue. — Brûlure au-dessous de la langue. — Sentiment à la surface de la langue comme si elle était brûlée.

Goût, faim, soif. — La bouche est glutineuse et muqueuse. — Goût douceâtre à la pointe de la langue. — *Absence de soif.* — L'appétit se perd vite en mangeant. — Dégoût de la viande; faim vive; on mange très vite et avec dédain.

Gorge. — Accumulation de mucosités, et grattement dans la gorge. — *Renaclement de mucosités.* — Sentiment de rudesse et d'écorchure à la gorge. — *Serrement tiraillant et comme d'étranglement dans la gorge.* — Sensation comme si la luette était tombée.

Renvois. — Rapports vides. — Rapports sonores, rot. — Efforts inutiles de rendre des vents. — Renvois d'un liquide désagréable, douceâtre, amer. — *Nausées* prolongées avec anxiété, lassitude et tremblement.

Estomac. — Sensation de brûlure depuis la fossette du cou jusqu'à la région précordiale et le bas-ventre. — *Constriction douloureuse dans la région précordiale.* — Coups dans la région précordiale. — Battemens, élancemens et pincemens dans la région précordiale. — Pression dans la région précordiale. — Pression à l'estomac après le dîner.

Ventre. — *Sensation d'étranglement* dans tout le bas-ventre. — Rongement dans le bas-ventre. — Pincemens dans la région du nombril. — Élancemens dans les côtés du ventre et la région du nombril. — Pression dans le bas-ventre, *vers les parties génitales.* — Tiraillement qui part du sacrum et va dans les aînes. — Ballonnement du bas-ventre par des flatuosités, avec sortie difficile des vents.

Selles. — Selles fréquentes, difficiles et peu abondantes. —

Constipation. — Sentiment de faiblesse dans le bas-ventre, et horripilations après la selle. — Elance-mens violens, mousses dans le rectum. — Fourmille-ment à l'anus.

Org. gén. — *Sensibilité* douloureuse *des organes génitaux*, intérieurement et extérieurement. — *Fourmillement voluptueux dans les parties génitales*, et dans le bas-ventre. — Brûlure et démangeaison au scrotum. — *Pression vers les parties génitales.* — *Appétit véné-rien excessif.* — Nymphomanie. — *Règles trop fré-quentes et trop abondantes* (avec peu de durée), *d'un sang épais,* foncé, accompagnées de tiraillement dans les aînes. — *Écoulement de sang par la ma-trice, avec vive excitation de l'appétit vénérien.* — Douleur d'enfantement et élancement dans le bas-ventre avant les règles. — Crampes à l'invasion des règles. — Pendant les règles, pression au bas-ventre, vers les parties génitales, avec une grande sensibilité. — Faiblesse après les règles. — *Écoulement de sang après les fausses couches.*

Corysa. — Fourmillement dans le nez avec envies inutiles d'éternuer.

Voix. — *Aphonie.*

Respiration. — *Respiration profonde avec anxiété.* — *Res-piration courte comme si la poitrine était trop serrée.* — Accès d'étouffement. — Envie de respirer pro-fondément, qui est empêchée par un sentiment de faiblesse dans la poitrine.

Toux. — Toux courte, sèche.

Poitrine. — Oppression de poitrine avec anxiété, et ascen-sion de chaleur. — Serrement de crampe à la poi-trine. — Pression crampoïde dans l'un des côtés de la poitrine. — Pendant l'inspiration, élancemens mousses dans l'un des côtés de la poitrine. — Coups dans la poitrine.

Cœur. — Battemens de cœur avec anxiété.

Cou, nuque. — Fourmillement dans le goître. — Faiblesse de la nuque. — Raideur de la nuque. — Tension engourdissante dans la nuque. — Douleur de brisure dans le dos et le sacrum, en se courbant en arrière.— Douleur de crampe dans le sacrum. — Sensation d'engourdissement dans le coccyx. — Pression douloureuse et comme d'écorchure aux bords de l'omoplate.

Memb. — *Douleur crampoïde dans les extrémités et leurs articulations.* — Tension dans les membres comme s'ils étaient fortement liés. — Faiblesse paralytique et lassitude dans les bras et les jambes, *surtout pendant le repos* (assis ou debout), et à l'air libre. — Tiraillemens et tressaillemens crampoïdes çà et là dans les articulations et dans les membres. — Sensation d'engourdissement et de raideur çà et là. — *Tétanos hystérique* avec pleine connaissance. — Faiblesse extraordinaire. — Battemens comme produits par un ulcère dans les doigts et les orteils. — *Ulcères aux doigts et aux orteils.* — Rongement aux bras et aux mains.

Peau. — Rongement et douleur d'écorchure, avec titillation brûlante çà et là, qui force à se gratter.

Sensat. gén. — Les symptômes commencent faiblement, montent (par des périodes mesurées) jusqu'à un certain point, et disparaissent de la même manière. — La plupart des symptômes *augmentent dans le repos*, et diminuent par le mouvement. — *Vers le soir*, et dans la chambre, les symptômes augmentent, tandis qu'ils s'améliorent à l'air libre.

Fièvre. — Frissonnement et horripilations générales et continuelles, surtout à l'air libre.

Sommeil. — Après midi, *baillemens violens* crampoïdes. — Le soir, grande somnolence. — Le matin, sommeil prolongé. — Rêves de sang versé et de guerre. — *Rêves voluptueux.*

Moral. — *Perte de connaissance.* — *Délire.* — Distraction. — Grand oubli. — *Grandes angoisses* avec tremblement, respiration courte et battemens de cœur, et grande peur de la mort qu'on croit prochaine. — Disposition à s'effrayer. — Suites fâcheuses et prolongées du chagrin. — Le soir, tristesse avec envie de pleurer. — *Pleurs involontaires.* — On crie au secours à haute voix. — Tristesse et joie extravagante alternatives. — *Fierté, trop haute estime de soi, mépris de tout le reste, même de ce qu'on aime et qu'on estime le plus,* qui augmentent dans la chambre, et se dissipent à l'air libre.

Notes pratiques.

Le platine est un médicament très efficace dans la métrorrhagie, Arch., viii, 1, 103. Il s'est toujours montré salutaire, employé à la sixième délution, lorsque le sang est foncé, épais, sans être coagulé, et lorsqu'il y a douleur au sacrum, avec pression et sensibilité excessive des organes génitaux, Ruck., ii, 251. On a donné avec succès le platine dans le cas des règles qui viennent avant leur époque, et coulent trop abondamment, Arch., ii, 1, 90. Il a opéré la guérison de plusieurs espèces de folie, Arch., viii, 2, 74; Ann., 1, 50.   (*N. D. T.*)

POTASSE (*Kali carbonicum*).

Durée d'action , 6 semaines. — Antid. Camph. Café. Eth. Nit.

Tête. — Vertiges, le matin ou le soir, ou après le repas. — Vertiges qui semblent venir de l'estomac. — *Étour-*

dissemens. — Perte de connaissance subite. — La tête éblouie. — *Afflux de sang à la tête.* — Bruissemens dans la tête. — *Céphalalgie quand on va en voiture.* — Migraine avec nausées. — Pression douloureuse à l'occiput. — Douleur comme si quelque chose se remuait dans la tête. — Céphalalgie atroce à travers les yeux. — *Sécheresse des cheveux.* — Chute des cheveux. — Grande disposition au refroidissement de l'extérieur de la tête. — Sur le cuir chevelu, des bosses douloureuses qui finissent par suppurer.

Yeux. — Boutons dans les sourcils. — Gonflement et ouverture difficile des paupières. — Sentiment de froid aux paupières. — *Le matin, suppuration des yeux.* — Larmoiement. — Horreur de la lumière. — *Éblouissement des yeux par la lumière.* — Taches qui voltigent devant les yeux. — Inclination à la fixité du regard. — On fixe involontairement le regard sur un objet.

Oreilles. — Gonflement inflammatoire des oreilles ; il en découle du cérumen liquide ou du pus. — Élancemens dans les oreilles. — *Élancement du dedans en dehors.* — Faiblesse de l'ouïe.

Nez. — *Émoussement de l'odorat.* — Saignement de nez.

Face. — Chaleur fugitive à la face. — *Jaunisse de la face.* — *Bouffissure de la face.* — Rougeur forte qui alterne avec la pâleur. — Joues rouges pleines avec éruption de boutons. — Cercle bleu autour des yeux.

Lèvres. — Lèvres épaisses et gonflées.—Sensation de spasme dans les lèvres.

Mâch. inf. — Gonflement des glandes sous-maxillaires.

Bouche. — Sécheresse de la bouche, où la salive afflue en grande quantité. — *Renâclement de mucus.*

Dents. — *Douleur de dents seulement en mangeant.* — Élancement douloureux des dents.

Goût. — Goût amer ou acide. — Perversion du goût.

Rapports. — Rapports fréquens. — Rapports acides.

Estomac. — Boulimie. — *Goût prononcé pour le sucre.* — Nausées. — Nausées en mangeant. — *Envies de vomir avec anxiétés.* — Vomissement après le repas, par l'effet d'une affection morale. — Plénitude de l'estomac après le repas. — Tension au-dessus de l'estomac. — Pression à la région précordiale. — Élancement dans la région précordiale et les hypocondres qui coupe la respiration.

Ventre. — Ballonnement du bas-ventre après le dîner. — *Pression dans le foie.* — Douleur en se penchant comme si le foie se dérangeait. — *Inertie et froid du bas-ventre.* — *Coliques semblables aux douleurs de l'enfantement.* — Abondance des vents. — *Déplacement des vents.* — Défaut ou abondance de sortie des vents. — Ascite.

Selles. — *Constipation.* — Constipation tous les deux jours. — *Selles dures* et difficiles. — Sortie difficile des *excrémens qui sont trop volumineux.* — Mucus qui accompagne la selle. — Anxiété avant la selle. — *Inertie du rectum.* — Pression douloureuse au rectum avant la sortie d'un vent. — Prurit à l'anus. — *Boutons hémorrhoïdaux.*

Urines. — Urines fréquentes, jour et nuit. — Fréquente envie d'uriner, et toujours avec peu d'urine.

Org. génit. — Manque et engourdissement de l'appétit vénérien. — Répugnance pour le coït. — Défaut d'érections. — Absence de pollutions. — Les règles paraissent trop tôt. — Suppression des règles. — *Les règles ne paraissent pas à l'époque de la puberté.* — Éruption pruriteuse et excoriation entre les cuisses pendant les règles. — Écoulement de sang chez une femme enceinte. — *Fleurs blanches* jaunâtres avec prurit et brûlure dans les parties génitales. — Écoulement des fleurs blanches avec douleur violente au sacrum, et coliques du ventre comme celles de l'enfantement.

Corysa. — Obstruction des narines. — Corysa sec. — Enrouement avec éternuement violent.

Toux, resp., poit.—Respiration difficile.—Sifflement dans la poitrine. — *Le matin, serrement de poitrine.* — Asthme convulsif. — Toux. — Toux nocturne. — Toux sèche, le soir et la nuit, et le matin avec des crachats. — *Crachement de pus avec la toux.* — Expectoration difficile. — *Phthisie tuberculeuse.* — Spasme de poitrine en toussant. — Hydrothorax.

Cœur. — Sensation de resserrement du cœur. — *Palpitations de cœur.*

Nuque, dos, sacrum. — Douleur au sacrum. — Douleur au sacrum comme par suite d'une chute. — *Douleur au sacrum avec coliques du ventre semblables à celles de l'enfantement.* — Tiraillement douloureux depuis le sacrum jusqu'au milieu du dos. — Tiraillement douloureux dans le dos. — Raideur entre les omoplates. — *Raideur à la nuque.* — Faiblesse des muscles de la nuque. — Pression sur les épaules.

Memb. sup. — Déchirement dans les extrémités pendant le repos, et gonflement (hydropique). — Engourdissement des bras dans le froid, et après un fort mouvement. — Engourdissement des bras. — Manque de force dans les bras. — Faiblesse des bras, surtout le matin au lit.— Raideur de l'articulation du coude.— Tremblement des mains en écrivant. — Douleur paralytique dans les poignets.

Memb. inf. — *Déchirement nocturne dans les jambes.* — Frisson et fourmillement dans le tibia. — Froid des pieds, le soir au lit. — Raideur de l'articulation du pied. — Douleur brûlante dans les jambes. — *Sueur fétide des pieds.*

Peau. — Dartres.

Sensat. gén. — Engourdissement des membres. — Sensibilité douloureuse des membres partout où on les appuie. — *Grande fermentation du sang.* — Grande facilité à se donner des tours de reins. — On craint extrêmement l'air libre et les courans d'air. — Grande disposition à se refroidir après des mouvemens qui ont produit la chaleur. — Après la promenade, évanouissement et tremblement. — Sensation de vide dans tout le corps, comme s'il était creux. — Maladies des glandes après des contusions. — On se trouve mieux à l'air libre que dans la chambre.

Fièvre. — Le soir, frisson avec soif, souvent avec douleurs de dents. — *Propension à frissonner pendant le jour.* — Le matin, dans le lit, chaleur, avec douleurs de la poitrine et du sacrum. — Grande disposition à suer pendant la marche et les travaux de tête. — *Sueurs nocturnes. — Défaut de transpiration; on est impropre à suer.*

Sommeil. — *Somnolence, le soir.* — On s'endort tard. — Sommeil avec anxiétés, rêves et rêvasseries.

Moral. — Défaut de mémoire. — Irritabilité; dépit. — Grande disposition à s'effrayer. — Craintes avec anxiété.

Notes pratiques.

On verra rarement un malade atteint de phthisie pulmonaire ulcéreuse, guérir, sans cet antipsorique. Souvent, après la potasse, l'acide nitrique est indiqué homéopathiquement, Hahnemann, Mal. chr., ii, 491. On trouve dans les Archives (x, 1, 72) un exemple de guérison de phthisie au premier degré chez un enfant, opérée par ce médicament. Il a été souvent employé avec un succès extraordinaire dans les maladies des règles, surtout quand la menstruation tarde à s'établir à l'époque de la puberté, Ruck., 1, 180. Hartmann recommande la potasse dans l'hydropisie pour laquelle l'homéopathie est encore pauvre de médicamens.   (*N. D. T.*)

ROSAGE (*Rhododendrum chrysanthum*).

Durée d'action , 5 à 6 semaines. — Antid. Camphr. Clém. Sumac vén.

Tête.—Vertige tournoyant , couché dans son lit, comme si la tête tombait de plus en plus en arrière. — Vertige avec anxiété. — *Le matin, après le lever, la tête est entreprise* avec somnolence. — *Pression douloureuse dans la partie antérieure de la tête et les tempes.* — Élancement à la partie antérieure et latérale de la tête. — Céphalalgie pulsative. — Tension à la région frontale. — *La céphalalgie augmente par la boisson du vin et les temps humides.* — Douleur au vertex par le toucher, comme s'il y avait une suppuration interne. — *Prurit* et démangeaison *au cuir chevelu.* —Douleur de contusion à l'occiput.

Yeux. — Pression aux yeux, qui vient d'un côté (gauche) de la face. — *Brûlure* et sécheresse *dans les yeux* qui revient périodiquement, surtout par la clarté du jour, et en regardant fixement. — Mouvemens convulsifs des paupières. — Suppuration des paupières. — Contraction spasmodique des paupières, avec pression et élancement douloureux au bord de l'orbite. — Dilatation d'une pupille, contraction de l'autre. — Vue trouble, et hébétude des yeux en lisant et en écrivant.

Oreilles. — Étreintes violentes dans les oreilles. — Déchire-

ment et térébration dans les oreilles et autour. —
Sensation comme s'il y avait un ver dans l'oreille. —
Bruit continuel dans les oreilles augmenté par la dé-
glutition.

Nez. — Saignement du nez.— *Obturation d'un côté du nez,*
surtout à la racine et le matin. — Diminution de
l'odorat et du goût.

Face. — Horripilation à la face. — Boutons purulens douloureux au front. — Sécheresse brûlante des lèvres.
— En mangeant, boutons qui cuisent à la lèvre inférieure.

Dents. — *Odontalgie tiraillante et déchirante* dans les dents
molaires avant et *pendant l'orage, dans les temps humides,* augmentée par le toucher. — Odontalgie
nocturne avec étreinte des oreilles. — Prurit des
gencives. — Gonflement et sensation d'écorchure
entre les gencives de la mâchoire inférieure et les
joues.

Bouche. — Afflux de salive avec sécheresse de la partie supérieure de la cavité de la bouche. — Vésicules pruriteuses au dessous de la langue.

Goût. — Insapidité des alimens. — *Bientôt satiété suivie de
malaise.* — Soif augmentée.

Gorge. — Étranglement et brûlure à la gorge. — Grattement à la gorge comme par des mucosités.

Rapp. — Éructations vides. — Malaise avec envie de vomir.
— Rapports d'un liquide âcre, désagréable, avec
pression à l'estomac diminuée par le renvoi.

Estomac. — Pression nocturne à l'estomac. — Pression à
l'estomac après avoir bu de l'eau froide. — *Pression à
la région précordiale avec gêne de la respiration.* —
Élancement douloureux au-dessous des côtes et à la
région précordiale.

Hypocondre. — Tension douloureuse dans la région de la
rate en se baissant. — Élancement à la rate en marchant vite. — Serrement de crampe douloureux au-

dessus des fausses côtes. — Accumulation de flatuosités dans les hypocondres, et dans la région du sacrum.

Ventre. — Le matin et le soir, gonflement et sensation de plénitude, surtout à la partie supérieure du ventre, avec gêne de la respiration. — Bruit et borborygmes dans les intestins avec de nombreux renvois, et émission de flatuosités fétides.

Selles. — *Sortie difficile des selles, molles et en forme de bouillie, après des efforts violens.* — Selles muqueuses. — *Diarrhée après avoir mangé des fruits.* — Douleur pulsative à l'anus. — Tiraillement qui se propage du rectum aux parties génitales.

Urines. — Fréquente envie d'uriner, avec tiraillement dans la région de la vessie et les hypocondres. — Sécrétion augmentée d'une urine fétide.

Org. génit. — Battement et élancement dans le gland. — *Gonflement* du testicule qui est retiré en haut. — Induration des testicules. — Douleur de contusion des testicules, qui se propage jusqu'au bas-ventre et dans les cuisses. — Élancement dans les testicules jusqu'à l'anus. — Prurit et sueur du scrotum. — Flétrissure du scrotum. — Répugnance pour le coït, et manque d'érections. — Règles qui viennent trop tôt et trop fort. — *Suppression des règles.*

Corysa. — Éternuement et *corysa humide avec obturation d'un côté du nez,* et diminution de l'odorat et du goût. — A l'air libre, augmentation du mucus nazal.

Toux. — *Toux sèche* violente, le matin et la nuit, avec serrement de la poitrine et âpreté de la gorge. — Toux avec grattement et une petite quantité de crachats muqueux.

Poitrine. — Pression douloureuse de la poitrine avec respiration accélérée. — Constriction de la poitrine avec oppression. — Congestion vers la poitrine. — Douleur de brisure du thorax.

Cou et nuque. — *Tension rhumatique dans les muscles du cou avec raideur de la nuque.*

Dos. — Douleur rhumatismale déchirante dans les épaules et les omoplates, qui s'étend le long du dos. — Douleur au sacrum, comme de luxation et de brisure, fortement augmentée en se baissant.

Memb. sup. — Sensation de fourmillement et inquiétude dans le bras pendant le repos. — Sensation dans les bras comme si la circulation était arrêtée. — Chaleur des mains augmentée.

Memb. inf. — Sensation d'écorchure aux cuisses, auprès des parties génitales. — Gonflement œdémateux des membres inférieurs et des pieds. — Pieds extrêmement froids. — Élancement dans les cors des pieds.

Sensat. gén. — *Tiraillement rhumatique violent et déchirement dans tous les membres,* surtout au périoste, dans les avant-bras et les jambes, moindre dans les articulations, et *plus fort dans le repos.* — *Sensation de fourmillement dans les membres.* — Faiblesse paralytique et tremblement des membres dans le repos. — Douleur de luxation dans les articulations coxo-fémorales, du genou et des mains. — *Nœuds arthritiques.* — Rougeur et gonflement douloureux des articulations. — Grand affaissement et abattement, de telle sorte que les plus petits efforts fatiguent. — C'est surtout le matin que les symptômes paraissent. — *Les symptômes augmentent et s'aggravent par les temps humides et froids.* — *Les symptômes montrent leur plus grande violence dans le repos.* — Intermittence des symptômes qui reviennent au bout de quelques jours.

Fièvre. — Froid et chaleur alternativement. — Le soir, fièvre avec chaleur de la tête, froid aux pieds, céphalalgie, brûlure aux yeux et au nez, et abattement, sans soif. — La nuit, chaleur sèche et insomnie. — Sueur des membres inférieurs. — Sueur qui a une odeur d'épices. — *Sueur* avec prurit et *fourmillement à la peau.*

Sommeil. — Grande somnolence, le jour, avec brûlure dans les yeux. — Le soir, on s'endort vite d'un sommeil profond *avant minuit.* — Insomnie après minuit. — Vers le matin, inquiétude et réveil fréquent.

Moral. — Perte subite des idées. — Grand oubli. — Morosité. — Humeur triste; *indifférence.* — On n'a point de disposition au travail.

Notes pratiques.

Le sumac est le principal antidote des souffrances que le rosage excite dans les extrémités, et la clématite droite, des douleurs qu'il provoque dans les testicules. Le rosage est très salutaire dans beaucoup d'affections rhumatismales aiguës et chroniques.   (*N. D. T.*)

SALSEPAREILLE (*Sassaparilla*).

Durée d'action , 5 semaines. — Antid. ?

Tête. — Vertiges avec nausées. — Vertiges en regardant long-temps un objet. — *Céphalalgie lancinante.* — Céphalalgie avec pression. — Céphalalgie qui augmente par le toucher et la marche. — Vibrations dans la tête comme celles d'un corps sonore qu'on a frappé. — Sensibilité du cuir chevelu. — Chute des cheveux.

Yeux. — Trouble devant les yeux. — Sensibilité douloureuse des yeux à la lumière du jour. — Le soir, le
papier blanc paraît rouge. — Les angles intérieurs
des yeux sont bleuâtres.

Face. — *Éruption à la face comme une gourme.* — Raideur et tension dans les muscles et l'articulation de la
mâchoire.

Dents. — Sensibilité des dents de la mâchoire supérieure du
côté droit.

Goût. — Insipidité des alimens. — Le pain a un goût
amer.

Gorge. — Le matin, sécheresse et âpreté dans la gorge.

Nausées. — Nausées en pensant même aux alimens.

Estomac. — L'estomac est, après le dîner, comme si on
n'avait pas mangé. — Brûlure à l'estomac après avoir
mangé du pain.

Ventre. — Borborygmes et *sensation de vide dans le bas-
ventre.*

Selles. — Selles retardées, dures, diminuées. — Évacuations
alvines douloureuses, difficiles.

Urines. — Fréquente et inutile envie d'uriner. — *Sécrétion
d'urines diminuée.* — Ténesme urinaire avec sortie
d'une matière âcre, blanche, trouble et muqueuse. —
Calculs de la vessie et des reins. — *Gravelle des
reins.* — Constriction douloureuse de la vessie. —
Urines troubles comme une eau argilleuse.

Org. gén. — Règles tardives, peu abondantes, et âcres. —
Leucorrhée muqueuse.

Resp. — Grande gêne de la respiration qui force à desserrer
le col et l'habit, pour prendre haleine.

Poitrine. — Serrement de poitrine comme par une crampe,
qui empêche de respirer.

Memb. — Déchirement paralytique dans toutes les articulations et dans tous les membres, avec tremblement
des mains et des pieds, déchirement dans le front,
et pincemens dans le ventre. — *Douleurs de goutte*

chroniques après un refroidissement dans l'eau, et une gonorrhée arrêtée, avec diminution de la sécrétion des urines. — Immobilité des membres. — Douleur dans le bout des bouts comme par une suppuration intérieure. — Lassitude, surtout dans les membres inférieurs, dans les cuisses, et dans les articulations du genou. — Raideur des membres qui empêche de les mouvoir.

Peau. — *Peau rugueuse avec maigreur.* — Boutons rouges sans humidité, qui ne démangent que dans la chaleur. — Rhagades profondes dans les doigts, qui laissent voir la chair à découvert, avec douleur brûlante. — Grosse humeur. — Ulcères après l'abus du mercure. — Éruption miliaire en sortant d'une chambre chaude pour aller à l'air froid.

Fièvre. — Frissons, jour et nuit. — Froid, même auprès d'un poèle, par tout le corps, excepté à la face et à la poitrine; les pieds surtout sont très froids. — Le soir, chaleur, fermentation du sang, palpitations du cœur, et sueurs au front.

Sommeil. — Le soir, on s'endort de bonne heure, et on se réveille en sursaut. — Insomnie nocturne et réveil fréquent.

Moral. — Morosité avec disposition au travail. — Anxiété avec tremblement des pieds. — Humeur souvent changeante.

Notes pratiques.

On a opéré la guérison d'un exantême croûteux de la face, au moyen de la salsepareille, Ann., ii, 157. Des expériences réitérées ont montré sa grande efficacité dans les calculs urinaires, Hartmann. Ce remède est très salutaire dans l'arthritis chronique dans laquelle la sécrétion des urines est diminuée, Ruck., ii, 297. Hartmann le recommande dans la miliaire chronique, i, 368.   (*N. D. T.*)

SEL COMMUN (*Natrum muriaticum*).

Durée d'action, de 40 à 50 jours. — Antid. Ether. Nitr. Camphre.

Tête. — Vertige pendant lequel tous les objets tournent devant les yeux, avec inclination à tomber en avant.— Vertiges avec secousses dans la tête. — Céphalalgie étourdissante.— *Pesanteur de tête.* — Tous les jours, pesanteur de tête, surtout à l'occiput, qui force à fermer les yeux.— *Céphalalgie comme si la tête allait éclater.* — Élancement et déchirement douloureux de la tête qui forcent à se coucher. — Élancement qui traverse la tête comme une secousse. — Mal de tête, le matin au réveil. — Tiraillement et pulsations au front. — Battemens dans la tête. — Céphalalgie martellante. — Élancement au-dessus des yeux. — Pression douloureuse au-dessus des yeux. — Croûtes au cuir chevelu. — Éruption boutonneuse au front. — Grande facilité au refroidissement du cuir chevelu. — *Forte chute des cheveux* et des favoris. — Chute des cheveux chez les femmes enceintes.

Yeux. — Les paupières se ferment le soir. — *Larmoiement âcre des yeux.* — Cuissons dans les yeux. — Inflammation des yeux. — Matière collante aux angles extérieurs des yeux. — Les paupières continuellement ulcérées et rouges. — Suppuration nocturne des yeux. — En se baissant et en marchant, tout devient noir devant les yeux. — Obscurcissement subit des yeux avec céphalalgie déchirante et lancinante. — Voile devant les yeux qui empêche de voir. — *Amaurose commençante.*—Vue troublée comme par des plumes devant les yeux. — Points noirs et stries lumineuses devant les yeux. — Presbyopie. — Confusion des lettres en lisant. — On ne voit que la moitié des objets.

Oreilles. — Gonflement et chaleur des oreilles. — Élancement dans les oreilles. — *Bourdonnement et bruissement dans les oreilles.* — Écoulement par les oreilles.

Nez. — *Sécheresse du nez.* — Inflammation d'une des ailes du nez. — La moitié du nez devient comme insensible et mort. — *Défaut d'odorat.*

Face, lèvr., mâch. — Face jaunâtre et terreuse. — Douleur dans les os des joues en marchant, comme par une suppuration intérieure. — Gonflement de la lèvre supérieure. — Rhagades à la lèvre supérieure. — Gerçures à la lèvre supérieure. — Vessies rouges comme du sang à l'intérieur de la lèvre supérieure, douloureuses au toucher. — Gonflement fréquent de la mâchoire inférieure.

Dents. — Gonflement et saignement facile des gencives. — Grande sensibilité des dents au toucher et à l'air. — *Fistule dentaire.*

Langue. — Vessies sur la langue. — Difficulté de la parole par pesanteur de la langue. — Engourdissement et raideur d'une des moitiés de la langue.

Gorge. — Mal de gorge chronique, comme si la déglutition était gênée par une grosseur en avalant. — Le matin, crachottement glaireux. — Amertume de la bouche.

Renvois. — Renvois désagréables après avoir mangé du lait, ou des choses grasses. — *Renvois acides.* — Pyrosis. Brûlure qui remonte de l'estomac. — Renvois d'un liquide âcre, désagréable, avec la sensation du serrement d'une vis dans l'estomac. — Manque d'appétit. — Défaut d'appétit pour le pain. — Appétit extraordinaire à midi et le soir. — Faim excessive avec plénitude et satiété après avoir très peu mangé.

—Soif continuelle.—*Sueurs à la face en mangeant.*
—Après avoir mangé, renvois d'air, nausées ou pyrosis.—Dégoût des alimens.— Nausées.— Le matin,
nausées.—*Vomissement des alimens d'abord, de bile
ensuite.*— Vomissement chez les femmes enceintes.

Estomac. —Pression à la région précordiale, comme
s'il y avait un corps dur dans l'estomac.—*Pression
dans l'estomac*; crampes.— Pression de l'estomac
avec nausées, et chute subite des forces.— Douleur
à la région précordiale produite par la pression.—
La région précordiale gonflée et douloureuse au toucher, comme par une suppuration intérieure.—
Serrement de griffe à la région précordiale.— Serrement de crampe au diaphragme en se baissant.

Ventre.—*Tous les jours, tranchées.* —*Ballonnement du
bas-ventre.*— *Déplacement des vents.*—*Gargouillemens intelligibles dans le bas-ventre.*—Gonflement
du ventre.— Raideur dans la partie gauche du ventre.— Hépatite chronique.

Selles.— Selles trop fréquentes.— Mollesse chronique des
selles.— Constipation tous les trois jours.—Constipation chronique.— Envie inutile d'aller à la selle.—
Sortie difficile des selles, avec douleur déchirante et
lancinante à l'anus et au rectum.— Boutons hémorrhoïdaux.— Cuissons et battemens au rectum.—
Brûlure au rectum en allant à la selle.

Urines.—Grande envie d'uriner avec urines abondantes.—
On urine la nuit.—*Excrétion involontaire des urines*
en marchant, en toussant, en éternuant.— Écoulement du mucus de l'urètre après avoir uriné.— Urines claires avec un sédiment briqueté.

Org. génit. — Excitation immodérée des organes génitaux.
— Excitation immodérée de l'imagination pour le
coït.— Impuissance.— *Prurit dans le vagin.*—
Stérilité, avec des règles qui viennent trop tôt et trop
abondamment.— Effets nuisibles de l'onanisme.—

Menstruation tardive et en *trop petite quantité*. — Règles trop prolongées. — Règles qui viennent trop tôt et trop fort. — Les règles ont de la peine à paraître à l'époque de la puberté. — Avant, pendant et après les règles, céphalalgie. — Avant les règles, humeur chagrine et *triste*. — Tristesse à l'apparition des règles.—Leucorrhée avec coloration jaune de la face.

Corysa. — Corysa avec éternuement. — Envie inutile d'éternuer. — Le matin, corysa sec.

Larynx. — Enrouement avec sensation de sécheresse au larynx. — Le matin, accumulation de mucosités dans le larynx.

Toux, resp., poitr. — Ronflement de la poitrine. — L'haleine paraît brûlante. — Poitrine chargée avec toux. — *Toux matinale.* — Toux courte chronique. — Jour et nuit, toux produite par un chatouillement à la région précordiale. — Toux produite par un chatouillement en marchant et en respirant profondément. — En toussant, céphalalgie comme si le front allait éclater. — Sentiment comme si l'intérieur de la poitrine était à vif. — *Respiration courte* en marchant vite. — *Gêne de la respiration par le travail des mains.* — Oppression de poitrine qui est soulagée à l'air libre. — Tension douloureuse de la poitrine. — Élancement dans la poitrine en respirant profondément. — Élancement dans la poitrine en toussant. — Élancement dans une mamelle.

Cœur. — *Battemens de cœur violens avec anxiété*, aggravés par le coucher sur le côté gauche.

Cou. — Goître.

Dos et sacrum. — Douleur tranchante au sacrum. — Élancemens à travers les hanches et le sacrum. — Douleur tensive dans le dos. — Pression à la nuque.

Memb. sup. — Douleur fouillante à la partie supérieure du bras. — Lassitude des bras. — Pesanteur paralytique des bras. — Élancemens au poignet. — *Engourdisse-*

ment et *fourmillement des doigts*. — Sécheresse et gerçure de la peau des mains, surtout autour des ongles où se forment des *envies*.

Memb. inf. — Douleur dans la hanche comme si elle était luxée. — Tiraillement douloureux dans les jambes. — Dartres aux jarrets. — Raccourcissement douloureux des tendons des jarrets. — Lassitude dans les genoux et aux mollets. — Douleur d'ulcération à la cheville, au toucher et en posant le pied à terre. — Gonflement des pieds.

Sensat. gén. — Fatigue maladive après avoir beaucoup parlé. — *Suites fâcheuses du chagrin.* — Jaunisse chez les femmes enceintes. — Les alimens acides et le pain produisent de mauvais effets. — Les douleurs nocturnes gênent la respiration, et produisent une espèce d'hémiplégie. — Le matin, grand malaise. — La plus grande fatigue a lieu, le matin, au lit, et lorsqu'on est assis.—Paresse après un lever matinal.— *Lassitude* et lourdeur du corps.— Pression tiraillante dans les membres. — Mouvemens convulsifs dans les muscles et dans les membres. — Douleur de brisure dans les membres. — Répugnance pour le mouvement. — Disposition à se refroidir. — Grande facilité aux luxations et à se donner des tours de reins. — Grand affaissement physique et moral après un travail forcé. — Chaque mouvement produit une accélération de la circulation, et on sent le pouls dans tout le corps. — *Grande maigreur.* — Verrues.

Fièvre. — Frissons intérieurs fréquens. — Froid continuel et manque de chaleur vitale. — Horripilations et envies de dormir, suivies d'une légère transpiration. — Froid avec (ou sans) soif. — Céphalalgie avec frissons et chaleur alternativement. — *Chaleur avec grande soif.* — Sueurs matinales.

Sommeil. — Le matin, fatigue causée par le sommeil. — Sommeil pendant la journée. — *Sommeil avec rêvas-*

series.— *Rêves pénibles avec pleurs.*— Soif nocturne.
— La nuit, rêves lourds, et réveil qui dure plusieurs
heures. — Une fois réveillé, la nuit, on ne peut plus
se rendormir. — Somnambulisme.

Moral. — On ne se souvient de rien. — Impuissance de
penser. — Manque d'idées et distraction. — Faiblesse
extrême de la mémoire. — *Irritabilité et dépit.* —
Impatience et précipitation. — Emportement facile.
— Anxiété. — Tristesse avec pleurs, qui augmente
par les consolations. — Disposition à s'effrayer. —
Haines contre les personnes dont on a reçu des offenses autrefois.

Notes pratiques.

Le sel a été employé avec un grand succès pour arrêter la
chute des cheveux chez les nourrices, Arch. x, 2, 63.
Hartmann le recommande spécialement dans l'ictère des
femmes enceintes. Ce médicament est d'une grande utilité
dans plusieurs affections organiques du cœur, ainsi que
dans les éruptions cutanées et ortiées qui viennent après des
mouvemens violens. Le sel est l'un des remèdes les plus
précieux dans les fièvres intermittentes opiniâtres qui doivent
leur origine à la psore. On cite un grand nombre de guérisons de ce genre dans Hartm., Thér., 1, 166; — Arch., x, 1,
71; — Ann., 11, 339, 341, 343. Un éloignement insurmontable pour la marche et un grand affaissement physique et
moral, sont des symptômes caractéristiques du sel, Hart.
Thér., 1, 387.   (*N. D. T.*)

SÉNÉGA (*Senega*).

Durée d'action, 4 semaines et plus, — Aptid. Arnica. Bellad. Bryon. Camphre.

Téte. — Vertiges avec murmure devant les oreilles. — La

tête est entreprise, vide, chancelante, avec pression dans les yeux et trouble de la vue. — Pression obtuse dans le front et les orbites, avec sensibilité des yeux. — Tiraillement dans le front et les tempes, vers le bas de la face. — Céphalalgie pulsative avec pression aux yeux. — Congestion de sang à la tête et aux yeux en se baissant. — *Le mal de tête se propage jusqu'aux yeux, augmente dans une chambre chaude, et s'améliore à l'air libre, encore plus par le froid.* — Frissons et prurit au cuir chevelu. — Éruption à la tête.

Yeux. — Pression douloureuse dans l'orbite et les yeux, comme si les yeux étaient poussés en dehors et distendus. — Tiraillement oblique des paupières inférieures. — Brûlure dans les yeux en lisant et en écrivant le soir. — Larmoiement des yeux à l'air libre, et en regardant fixement quelque chose. — Gonflement des paupières avec brûlure et *fourmillement* intérieurs. — Tiraillement et mouvement convulsif des paupières. — *Le matin, mucus endurci dans les cils.* — Sécheresse des yeux. — Trouble de la cornée. — Éblouissement de la vue en lisant. — Sensibilité à la lumière. — *Hébétement du regard* avec lueurs devant les yeux. — Taches brillantes devant les yeux. — Confusion des lettres en lisant, qui augmente en se frottant les yeux.

Oreilles. — Pression dans l'oreille en marchant. — Sensibilité douloureuse de l'ouïe.

Nez. — Sensation de sécheresse désagréable dans le nez. — Odeur fétide dans le nez, *comme par un ulcère.*

Face. — Sensation de paralysie dans les muscles de la face.

Dents. — Fouillement dans les dents en inspirant.

Bouche. — Brûlure au palais, dans la gorge, et à la pointe de la langue. — *Sécheresse* de la cavité de la bouche,

avec mucus tenace dans la gorge, qui est crachotté en
petits grumeaux. — Sécheresse dans la gorge qui
rend la parole difficile et provoque la toux. — Inflammation du pharynx et de la luette. — Langue
chargée, blanche, avec un goût de mucosités désagréable dans la bouche. — Odeur fétide de la
bouche.

Goût, faim, soif. — Goût d'urines dans la bouche. — Diminution de la saveur des alimens. — Manque d'appétit complet. — Faim rongeante avec sentiment de
vacuité dans l'estomac. — *Soif augmentée.*

Renvois. — Renvois! — Nausées. — Mal de cœur avec envie
de vomir et étranglement.

Estomac. — Pression de crampe à l'estomac. — Brûlure à
l'estomac.

Ventre. — Rongement dans le ventre. — Chaleur et oppression dans le ventre, dans l'inspiration. — Flatuosités
avec pression vers le bas-ventre.

Selles. — Selles dures, en trop petite quantité, suivies de
pression à l'anus.

Urines. — Diminution de la sécrétion des urines. — Pissement au lit, la nuit. — Urines écumeuses. — Urines
entremêlées de filamens muqueux, et après le refroidissement, troublées et nuageuses. — Urines avec un
sédiment rouge et des mucosités. — Brûlure et élancement dans l'urètre après avoir uriné. — En urinant, sensation comme si l'intérieur de l'urètre était
collé.

Org. gén. — Appétit vénérien augmenté avec érections douloureuses. — Leucorrhée.

Corysa. — Éternuement avec douleur d'écorchure dans la
poitrine.

Toux. — Toux sèche qui ébranle le corps, produite par un
chatouillement au larynx, plus violente à l'air libre,
avec âpreté dans la gorge. — Toux avec crachement
abondant *de mucosités tenaces.*

Poitrine. — Congestion à la poitrine, étant assis. — *Muco-sités abondantes dans la poitrine.* — *Phthisie mu-queuse.* — *Hydrothorax.* — *Pression douloureuse dans la poitrine,* surtout *au repos,* et le matin au réveil, sans gêne de la respiration. — Serrement de crampe douloureux dans la poitrine avec inquiétude et anxiété, augmentées quand on se couche sur le côté. — Élancement dans la poitrine aggravé par la toux et la respiration. — *Douleur d'écorchure dans la poitrine,* aggravée par la pression extérieure, l'é-ternuement, la toux, et le mouvement. — Sensibilité de la poitrine. — Battemens de cœur violens qui ébranlent le corps. — *Difficulté de la respiration, comme par un obstacle dans les poumons.* — Respi-ration courte en marchant vite, et en montant un escalier. — *Respiration courte par l'effet d'une accu-mulation de mucosités.* — Collection de mucosités dans le larynx et dans la trachée artère. — *Croup mu-queux.* — *Phthisie trachéale.* — Oppression de poi-trine comme si le thorax était trop étroit, surtout à l'air libre.

Dos. — Pression douloureuse entre et au-dessous des omo-plates. — Prurit et brûlure violente sous la peau de tout le dos et entre les omoplates.

Memb. sup. — Tiraillemens paralytiques dans les avant-bras jusqu'au bas des doigts. — Douleur de luxation dans le poignet.

Memb. inf. — Douleur de luxation dans l'articulation coxo-fémorale. — *Lassitude paralytique* dans les articu-lations coxo-fémorales, dans celles du genou et du pied. — Grande sensation de faiblesse dans les mem-bres inférieurs.

Sensat. gén. — *Grand affaissement physique et moral* avec pandiculations, vide et pesanteur de la tête. — *Cons-titution phlegmatique, molle, et fleurie.* — *Plaies*

par suite de morsure des animaux vénimeux (par
exemple, des serpens). — *Grande faiblesse* qui prend
sa source dans la poitrine. — Hydropisie universelle.
— Beaucoup de symptômes augmentent dans le repos,
et s'améliorent en marchant à l'air libre.

Fièvre. — Frissonnement avec lassitude dans les jambes. —
Frissons dans le dos avec chaleur de la face, brûlure
dans les yeux, céphalalgie pulsative, gêne de la respiration, et élancement dans la poitrine.

Sommeil. — Somnolence, le soir, et aussitôt après s'être
couché, sommeil profond et léthargique. — Sommeil
inquiet par suite du mal de poitrine ou des crampes
d'estomac.

Moral. — Sensation d'anxiété avec vitesse de la respiration.
— *Grande anxiété.* — *Esprit mélancolique* avec
grande sensibilité aux offenses. — Hilarité avec
grande irritabilité qui dégénère en colère et fureur.

Notes pratiques.

Le sénéga est d'une grande utilité dans les fièvres nerveuses, compliquées d'une affection locale de la poitrine; dans
les maladies nerveuses des yeux, dans quelques espèces
d'asthme, et de phthisie laryngée, Hartm., 1, 182; — Arch.,
ix, 2, 188. Il est particulièrement indiqué dans les affections de poitrine, après que l'état inflammatoire est déjà
combattu, lorsque la plèvre est surtout l'organe attaqué, et
que les symptômes sont plutôt aggravés par le mouvement
que par la respiration. (*N. D. T.*)

SÉPIA (*Sepia*).

Durée d'action, 40 jusquà 50 jours. — Antid. Aconit. Acid. végét. Ether. Nitr.

Tête. — Vertiges comme si tous les objets se mouvaient. —

Vertige à l'air libre comme si quelque chose roulait dans la tête. — Vertige, le matin en se levant, et chaque après-midi. — La tête est prise ; *inaptitude aux travaux de l'esprit.* — *Goutte à la tête ;* accès de céphalalgie térébrante qui force à crier, accompagnée de vomissement. — *Migraine ;* le soir, pesanteur à la tête ; et après s'être couché, céphalalgie latérale déchirante. — Céphalalgie sémi-latérale lancinante. — Tous les matins, céphalalgie vive avec nausées jusqu'à midi. — Battemens douloureux de la tête, surtout dans l'occiput. — *Congestions fortes vers la tête* avec chaleur, surtout en se baissant. — Prurit à la tête, dans le nez et dans les oreilles. — Petits boutons rouges au front. — Chute des cheveux.

Yeux. — *Impossibilité d'ouvrir les paupières, la nuit.* — Pesanteur et chute de la paupière supérieure. — Les yeux sont sensibles à la lumière du jour qui produit une pression douloureuse de la tête au-dessus des yeux. — Inflammation des yeux. — Fongus hématodes de la cornée. — Suppuration des yeux, la nuit. — Voile devant les yeux. — Deux taches noires qui remuent devant les yeux. — Trouble de la vue en lisant et en écrivant. — Le soir, on voit une auréole verte autour de la lumière. — Les yeux sont comme vitrés, et le matin, au réveil, semblent nager dans un liquide.

Oreilles. — Bourdonnement et bruissement devant les oreilles. — Susceptibilité extrême de l'ouïe pour la musique. — Dureté de l'ouïe. — Surdité subite, comme par une cheville dans les oreilles. — Écoulement de pus liquide par les oreilles, avec prurit. — Douleur d'écorchure dans l'oreille.

Nez. — Sécheresse désagréable de l'intérieur du nez sans obturation. — Le nez est gonflé et enflammé. — *Défaut d'odorat.*

Face.—*Face jaune.*—Bouffissure pâle de la face.— Douleur de crampe dans les os de la face.

Bouche.— Scorbut de la bouche.— Sécheresse de la bouche. — Langue chargée, blanche. — Couleur jaunâtre autour de la bouche. — Tension de la lèvre inférieure. — Manque de soif. — Soif, le matin. — Odeur désagréable et goût putride dans la bouche.

Dents. — Gonflement des gencives. — Écorchure des gencives. — Saignement des gencives. — *Élancemens douloureux des dents.* — Douleur tiraillante des dents qui s'étend jusqu'à l'oreille. — *Les dents se creusent.* — Douleur des dents en les serrant l'une contre l'autre. — Odontalgie chez les femmes enceintes.

Gorge. — Gonflement et inflammation dans le haut de la gorge. — Écorchure du bout de la langue. — Sensation pendant la déglutition comme s'il y avait une grosseur dans la gorge. — Tressaillement subit dans la gorge. — Le matin, crachottement de mucus.

Goût, faim, soif. — Grand désir de manger. — Voracité. — Dégoût pour les alimens. — Les alimens ne veulent pas descendre. — Répugnance pour la viande et le lait. — Aigreur dans la bouche après avoir mangé.

Renvois. — *Renvois.* — Renvois douloureux pendant lesquels il vient du sang dans la bouche. — Renvois d'un liquide acide désagréable, surtout après avoir bu. — Sueur après avoir mangé. — Nausées en voiture. — Nausées, le matin à jeun, quand on se lave la bouche ; on est mieux après avoir mangé. — Vomissement de bile.

Estomac. — *Battemens dans la région précordiale.* — Douleur dans la région précordiale en marchant. — Douleur d'estomac après le souper. — Pression dans l'estomac comme par une pierre. — Crampe d'estomac. — Brûlure dans l'estomac et dans le bas-ventre.

— En avalant les alimens, douleur violente au cardia. — Douleur térébrante dans les hypocondres. — En allant en voiture, douleur au foie. — Sensation de vide dans l'estomac et dans le bas-ventre.

Ventre. — Sensation de quelque chose de fixe et dur dans le bas-ventre. — *Grosseur du bas-ventre chez les femmes qui ont eu des enfans.* — Fréquente production et déplacement des vents. — Gargouillement et borborygmes dans le ventre, surtout après avoir mangé. — Tranchées après un exercice du corps.

Selles. — Retard des selles. — Constipation chez les femmes enceintes. — Selles trop molles. — Selles en petite quantité avec des efforts et un ténesme pressant. — Excrétion seulement de mucus avec des vents. — Diarrhée après avoir pris du lait. — Fourmillement dans le rectum. — Prurit à l'anus. — Afflux du sang vers l'anus. — *Chute du* rectum pendant la selle. — Sortie des boutons hémorrhoïdaux. — Hémorrhoïdes fluentes. — Suintement humide du rectum. — Contraction douloureuse dans le rectum, au périné, et dans le vagin.

Urines. — Envie pressante d'uriner. — On urine la nuit. — Fréquente envie d'uriner, sans qu'on puisse le faire. —*Écoulement involontaire de l'urine dans le premier sommeil.* — Urines foncées. — L'urine dépose un sédiment blanc abondant. — Cuisson dans l'urètre en urinant.

Org. génit. — Appétit vénérien augmenté. — Pollutions nocturnes (après l'onanisme). — Suites fâcheuses de l'onanisme. — Faiblesse des parties génitales. — Prurit autour des parties génitales. — Sensibilité douloureuse des testicules. — Prolapsus de l'utérus. — Stérilité des femmes. — *Pression dans l'utérus,* vers le bas, avec gêne de la respiration. — Gonflement et *éruption avec violent prurit,* et suppuration *à la partie interne des lèvres.* — Les règles paraissent trop tôt. — *Suppression des règles.* — Leucorrhée comme de l'eau jaunâtre avec élancement dans le vagin. — Leucorrhée rongeante.

Corysa. — Corysa sec. — Corysa avec enrouement.

Toux. — *Toux, le matin et le soir, avec crachats salés.* — Toux humide après le refroidissement. — Expectoration qui s'opère difficilement. — Coqueluche chronique. — Toux sèche qui paraît venir de l'estomac, le soir dans le lit, avec nausées et vomissement amer. — Toux avec beaucoup de crachats, qui, le matin et le soir, ont un goût sanguinolent, et pendant le jour un goût muqueux, salé ou putride. — Toux chez les femmes enceintes.

Poitrine. — *Phthisie pulmonaire.* — *Fermentation dans la poitrine avec une forte palpitation de cœur.* — Sentiment d'écorchure au milieu de la poitrine. — Douleur de la poitrine occasionnée par le mouvement. — Serrement dans la poitrine. — *Serrement de poitrine produit, soit par des crachats qui ne peuvent pas sortir, soit par une expectoration trop abondante.* — Accès nocturne d'asthme. — Élancement dans le côté gauche de la poitrine. — Élancement dans la poitrine pendant le travail de tête. — Douleur de côté en respirant et en toussant. — *Écorchure des mamelons.*

Dos, nuque. — Douleur du dos. — Frissonnement dans le dos. — Déchirement et crampe dans le dos. — Raideur de la nuque. — Sueur dans le creux de l'aisselle.

Memb. sup. — Raideur dans les bras. — Faiblesse des bras. — Élancement dans les articulations du corps pendant le mouvement. — Brûlure dans la paume des mains. — L'épiderme de l'intérieur des mains se pèle.

Memb. inf. — Paralysie des jambes, surtout après le chagrin. — *Raideur des jambes* jusqu'à l'articulation des

14..

cuisses, après avoir été assis un moment. — Froid des jambes et des pieds. — Tiraillement douloureux dans les jambes et les orteils. — Tressaillement des pieds pendant le sommeil de midi. — Crampe aux mollets. — Gonflement des jambes et des pieds. — Sueur des pieds. — Suppression de la sueur des pieds. — Brûlure dans les pieds. — Fourmillement et engourdissement de la plante des pieds.

Peau. — Ulcères aux articulations des doigts et des pieds. — *Ulcères indolens au bout des doigts et des orteils.* — Prurit, éruption boutonneuse, et *écorchure aux articulations.* — Dartres humides avec prurit et brûlure. — Éruption en forme d'anneau. — Furoncle à la cuisse. — Tache brune au coude. — Grande sensibilité de la peau.

Sensat. gén. — Engourdissement des bras et des jambes après un travail manuel. — Raideur et *engourdissement des articulations des mains, des genoux et des pieds.* — Élancement douloureux dans les extrémités. — Sensibilité douloureuse de toutes les parties du corps. — Grande facilité à se donner des entorses et des luxations. — Forte *fermentation nocturne du sang,* pendant laquelle on sent le pouls par tout le corps. — *Grande disposition à se refroidir,* et sensibilité à l'air froid. — Grande sensibilité à l'air froid du nord. — Après avoir été mouillé, violent frisson de fièvre suivi d'évanouissement, et plus tard de corysa. — Gonflement universel avec respiration courte sans soif. — Anxiété dans les membres ; on ne peut rester en repos nulle part. — Inquiétude et battemens dans tous les membres. — Douleur de brûlure en différens endroits du corps. — Fermentation du sang et battemens du cœur. — Manque de la chaleur normale. — *Effets nuisibles du chagrin.* — Faiblesse avec tremblement. — Paresse et difficulté des mouvemens du corps. — *Faiblesse au réveil.* — Les symptômes disparaissent par un mouvement violent, dans la marche, à l'air libre, par l'escrime, en tournant (mais non par l'équitation); ils apparaissent le plus souvent et le plus fort quand on est assis tranquille, le matin et le soir.

Fièvre. — Accès de frisson et de chaleur avec soif. — Accès de chaleur passagère. — *Accès de chaleur* étant assis, et en marchant à l'air libre. — Chaleur continuelle avec rougeur de la face, et grande soif. — Sueur étant assis. — Sueur violente par un faible mouvement du corps. — Sueur nocturne. — Sueur, le matin. — *Sueur acide, le matin.*

Sommeil. — Grande somnolence, le jour. — On s'endort trop tard. — Sommeil agité avec rêvasseries; beaucoup de rêves, et forte fermentation du sang dans tout le corps. — Le matin, on n'a pas suffisamment dormi.

Moral. — Faiblesse de la mémoire. — Distraction; lenteur dans l'enchaînement des idées. — *Anxiété, le soir* dans le lit. — *Anxiété* avec inquiétude et chaleur passagère. — Grande facilité à s'effrayer. — Aversion de ses propres affaires. — Indifférence pour les siens et ses proches. — Sensibilité avec dépit. — Découragement. — Mélancolie.

Notes pratiques.

La sépia est un médicament inappréciable dans la migraine accompagnée de vomissemens, Ruck. On l'a employée avec succès dans une inflammation chronique des yeux et de la face, qui étaient couverts de boutons et de croûtes jaunâtres, Ann., iii, 8. La sépia est recommandée dans l'irrégularité de la menstruation, Ann., iii, 415; ainsi que dans quelques espèces de phthisie pulmonaire, Arch., vii, 2, 32. Certains ulcères des pieds (Ann., iii, 197), les dartres humides, pruriteuses, rongeantes, sont guéries avec sûreté par ce médicament. Il est fort utile dans la gale primitive, quand l'action du soufre est épuisée. La lèpre est l'une des maladies où la sépia fait le plus grand bien, Arch., ix, 3, 109. Ce remède est d'une grande efficacité, et l'émule de la belladone dans les maladies mentales. En général, les douleurs lancinantes sont caractéristiques de ce médicament, et réclament son application.   (*N. D. T.*)

SILICE (*Silicea*).

Durée d'action, de 40 à 50 jours. — Antid. Chaux. Soufre. Camphre.

Tête. — Vertiges qui forcent à s'arrêter. — Accès de vertige qui paraît monter du dos par la nuque à la tête. — Vertige avec nausées.— Vertige en regardant en haut. — Vertige en allant en voiture. — Chaleur à la tête. — Congestion et battemens dans la tête. — Obscurcissement de la tête. — Grand *étourdissement*, le soir ; on est comme ivre. — Tête obscurcie, embarrassée. — Céphalalgie avec battemens. — *Céphalalgie de la nuque aux vertex* qui, la nuit, empêche de dormir. — *Céphalalgie quotidienne.* — Déchirement avec chaleur au front avant midi. — Tiraillement douloureux dans la tête, comme si quelque chose voulait sortir par le front. — Douleurs dans la tête comme si elle allait éclater. — Céphalalgie uni-latérale, avec déchirement et élancement à travers les yeux et les os de la face. — Céphalalgie produite par le travail d'esprit, en se baissant, et par la parole. — *Sueur de la tête, le soir.* — Teigne : croûtes pruriteuses, humides. — Élévations tubéreuses sur le cuir chevelu. — Le cuir chevelu est douloureux. — *Augmentation du volume de la tête, avec ouverture des sutures.* — Chute des cheveux.

Yeux. — *Presbyopie.* — Éblouissement des yeux par la lumière du jour. — *Taches noires qui voltigent devant les yeux.* — Obscurcissement de la vue comme par une enveloppe grise. — *Amaurose.* — Étincelles devant les yeux. — Faiblesse de la vue; en lisant, les caractères se confondent. — Tous les objets paraissent pâles en lisant. — Accès de cécité subit : on est comme aveugle pendant quelques minutes. — *Larmoiement à l'air libre.* — Rougeur des yeux (avec démangeaison) dans des angles. — Gonflement des glandes lacrymales. — Ophtalmie. — Cuissons aux paupières. — *Fongus hématode de la cornée.*

Oreilles. — Bruit et tintement devant les oreilles. — *Obturation des oreilles* qui s'ouvrent quelquefois avec un claquement. — *Dureté de l'ouïe.* — Grouillement dans l'oreille. — Excès de sensibilité de l'ouïe pour le bruit. — Douleur térébrante dans les oreilles. — Élancement du dedans en dehors des oreilles. — Cérumen humide abondant. — Croûtes derrière les oreilles.

Nez. — *Saignement du nez.* — *Sécheresse désagréable dans le nez.* — *Défaut d'odorat.* — Écoulement âcre qui excorie les narines. — Éruption boutonneuse dans le nez. — Furoncle au nez et au menton.

Face. — La peau de la face se fend et se gerce. — Dartres au menton. — Couleur de la face terreuse, pâle.

Lèvr., mâch. — Ulcération de la muqueuse de la lèvre inférieure. — Exostose de la mâchoire inférieure. — Tiraillement et élancement nocturnes dans la mâchoire inférieure. — Gonflement des glandes sous-maxillaires, de celles de l'oreille, et de la gorge.

Dents. — Douleur térébrante dans les dents. — Douleur

déchirante dans les dents et la joue, qui dure nuit et jour, mais plus forte la nuit.

Bouche , langue. — Scorbut de la bouche. — Mucosités continuelles à la bouche. — Écorchure de la langue. — Gonflement sans douleur d'une des moitiés de la langue. — Sensation comme d'un poil sur la langue.

Goût, faim, soif. — *Défaut du sens du goût.* — Manque d'appétit avec *une forte soif.* — Dégoût pour la nourriture ; on n'aime que les alimens froids. — Dégoût pour les alimens cuits. — *Dégoût pour la viande.* — Aversion de l'enfant pour le sein de sa mère ; il vomit après avoir tété.

Renvois , vom. — Renvois avec le goût des alimens ingérés. — *Renvois d'un liquide* désagréable, acide, avec horripilations. — Le matin, nausées avec renvoi d'une eau amère et étranglement. — *Malaise continuel et vomissement.* — Nausées après chaque mouvement qui échauffe. — Nausées après avoir mangé. — Tous les matins, nausées avec céphalalgie, et mal aux yeux quand on les tourne. — Vomissement après chaque boisson.

Estomac. — *Pression à l'estomac,* comme une pierre. — Pression à l'estomac après avoir bu vite. — Douleur du creux de l'estomac au toucher. — Serrement comme par une griffe au creux de l'estomac, même quand on a mangé. — *Pesanteur chronique à l'estomac suivie du renvoi d'un acide désagréable et de vomissement, après avoir mangé.*

Ventre. — Plénitude après avoir mangé. — Dureté et tension du bas-ventre (chez les enfans). — Bruit et borborygmes dans le bas-ventre pendant le mouvement. *Déplacement des vents.* — Hernie inguinale douloureuse. — Coliques. — *Tranchées dans le bas-ventre sans diarrhée.* — Mal de ventre avec diarrhée. — Mal de ventre pendant lequel les mains deviennent jaunes et les ongles bleus.

Selles. — Plusieurs selles dans la journée, comme de la bouillie. — Dureté des selles. — Constipation, et retard des selles. — Selles dures avec beaucoup d'efforts inutiles. — Selles muqueuses.

Org. gén. — *Appétit vénérien exalté.* — Prurit aux organes génitaux. — Hydrocèle. — Règles trop faibles. — *Retard des règles pendant plusieurs mois.* — Règles qui viennent trop tôt et trop abondamment. — Sortie du sang par la matrice, pendant la lactation. — *Avortement.* — *Leucorrhée* en urinant. — Fleurs blanches, laiteuses, qui sortent par grumaux, précédées de tranchées dans la région de l'ombilic. — *Flueurs blanches avec prurit.*

Corysa. — Envie d'éternuer sans pouvoir le faire. — Éternuemens extraordinaires et fréquens. — *Obturation du nez depuis plusieurs années.* — *Corysa sec.* — Corysa continuel. — Fréquence de corysas fluens. — Corysa fluent qui dissipe une obturation du nez chronique.

Voix. — Enrouement.

Respiration. — Gêne de la respiration *avec courte haleine* dans le repos. — Respiration au plus léger travail. — Respiration courte, anhélante en marchant vite. — On perd la respiration en étant couché sur le dos, en se baissant, en courant, et en toussant.

Toux. — *Toux avec crachats muqueux.* — Toux avec expectoration de beaucoup de mucosités transparentes. — Toux profonde, creuse, avec expectoration sanguinolente. — Toux sèche avec douleur d'écorchure dans la poitrine. — Toux suffocante nocturne. — *Phthisie pulmonaire.*

Poitrine. — *Pression à la poitrine.* — Pression à la poitrine en toussant et en éternuant. — Serrement de poitrine comme par un étranglement de la gorge. — Battemens dans le sternum. — Élancemens au travers de la poitrine jusqu'aux dos. — Élancemens sur les fausses côtes. — *Suppuration des mamelles chez les nourrices. — Inflammation des mamelons* chez les femmes en couche.

Dos, nuque. — Raideur de la nuque. — *Douleur au sacrum* par ou sans le toucher. — Tiraillement de crampe dans le sacrum qui empêche de se redresser, et force à rester couché. — Élancement dans le dos. — Déchirement dans le dos. — Douleur au dos comme par une courbature. — *Gonflement et déviation de la colonne vertébrale.* — Assis ou couché, élancement dans les lombes au-dessous du bassin.

Memb. sup. — *Engourdissement des bras en s'appuyant sur eux.* — Engourdissement du bras sur lequel on est couché. — Paralysie et tremblement du bras droit par le plus léger travail. — Tiraillemens douloureux dans les bras. — Déchirement dans les bras. — Verrues sur les bras. — Commencement de paralysie des avant-bras : on laisse tomber involontairement ce qu'on tient dans la main. — Élancement nocturne dans l'articulation de la main jusqu'au haut du bras. — Fourmillement dans les doigts.

Memb. inf. — Tiraillement et raideur dans les jambes. — Pression dans les muscles des cuisses. — *Gonflement du genou.* — Fongus du genou. — Tiraillement douloureux dans les jambes. — Engourdissement des mollets. — Engourdissement des pieds, le soir. — Crampe des mollets, le soir, après un travail du corps. — Élancement dans les chevilles en mettant le pied à terre. — *Froid des pieds.* — *Sueur des pieds.* — Suppression de la sueur des pieds avec froid. — Odeur fétide des pieds. — Le plus léger chatouillement de la plante des pieds, produit un sentiment voluptueux qui rend fou. — Élancement dans les cors des pieds.

Os, peau. — *Sensibilité douloureuse excessive de la peau.* — Ulcères avec douleur térébrante, lancinante, et suppuration intérieure. — Ulcères avec un pus rongeant, fétide. — Odeur fétide des ulcères. — Ulcères des jambes avec pâleur maladive de la face. — Ulcères avec prurit aux cuisses et aux chevilles. — Chairs luxuriantes dans les ulcères. — Carie des os. — Panaris. — Os supplémentaires. — Charbons. — Verrues.

Sensat. gén. — (Fermentation du sang, et soif après avoir bu une petite quantité de vin). — Facilité à se donner des tours de rein. — *Disposition à se refroidir en découvrant les pieds.* — Impressionnabilité qui fait pressentir tous les changemens de température. —Élancemens nocturnes dans toutes les articulations. — Déchirement dans les bras et les jambes. — Engourdissement des membres. — Le soir, paralysie des membres. — Le soir, courbature dans les membres. — Grande lassitude et somnolence pendant l'orage. — Les douleurs augmentent à la nouvelle lune. — Faiblesse universelle. — Évanouissement quand on est couché sur le côté. — *Inquiétude après être resté long-temps assis.* — Grand amaigrissement.

Fièvre. — *Frissonnement* après chaque mouvement. — Sueur après une petite marche. — *Sueurs nocturnes.* — Sueur nocturne, d'une odeur acide, forte.

Sommeil. — Baillemens fréquens. — Le soir, on s'endort très tard. — Le sommeil est trop léger, comme un demi-sommeil. — *Beaucoup de rêves effrayans*, et réveil fréquent, la nuit. — Tressaillement du corps, la nuit, pendant le sommeil. — Rêvasseries pendant la nuit, et rêves avec angoisses. — On parle pendant le sommeil. — *Insomnie occasionnée par une grande fermentation du sang et la chaleur de la tête.* — Somnambulisme.

Moral. — Manque de mémoire. — Fatigue en lisant et en écrivant. — Inquiétude et anxiété. — *Humeur cha-*

grine. — Démoralisation et dégoût de la vie. — Caractère souple, complaisant.

Notes pratiques.

La silice, selon Hahnemann, ne fait presque jamais du bien, si le malade n'est point sujet à des rêves effrayans. L'expérience a montré plusieurs fois que les affections qui s'aggravent à l'époque de la nouvelle lune, sont spécialement de son ressort, Hartmann. On l'a employée avec succès dans les abcès de l'aine, Arch., VIII, 3, 718 ; et dans ceux des mamelles, Arch., VIII, 1, 26. C'est l'un des médicamens les plus salutaires dans les panaris, Arch., IX, 3, 97. La silice jouit d'une efficacité extraordinaire dans les scrofules et le rachitis. Elle guérit l'hydrocèle qui se développe chez les individus scrofuleux, Hartmann ; et la fièvre vermineuse entretenue par les vices du tempérament lymphatique, Ruck., 1, 293. Mais c'est surtout dans les ulcères que la silice déploie une grande énergie, ainsi que dans plusieurs espèces de carie, Arch., VII, 1, 23 ; et particulièrement dans la carie des doigts, Ann., II, 3, 65. Certaines ulcères chroniques du pied, Arch., VII, 2, 46 ; des ulcères produits par l'abus du mercure, des tumeurs lymphatiques, suivies de suppuration, et enfin le charbon malin (Arch., VIII, 1, 24), ont été guéris par ce médicament.   (*N. D. T.*)

SOUDE (*Natrum carbonicum*).

Durée d'action, 30 à 40 jours. — Antid. Camphre.

Tête. — *Vertiges* après avoir bu du vin et après un travail d'esprit. —Obscurcissement de la tête, qui rend impropre aux travaux de l'esprit, plus fort dans le repos qu'à l'air libre. — *Affaissement par un travail d'esprit.* — Tous les matins, battemens au vertex. — *Céphalalgie au soleil.* — Céphalalgie avec élancemens qui traversent les yeux du dedans en dehors. — *Déchirement extérieur à la partie antérieure de la tête, qui reviennent à des heures fixes de la journée.*

Yeux. — Gonflement inflammatoire des paupières. — *Élancement dans les yeux du dedans en dehors.* — Obscurcissement de la vue, avec voltige de points noirs ou d'éclairs éblouissans. — *On ne peut lire les petits caractères.* — Voltige de plumes devant les yeux.

Oreilles. — Dureté de l'ouïe. — Sensation d'engourdissement comme si les oreilles étaient bouchées. — *Susceptibilité au bruit.*

Nez. — Sensibilité du nez ; desquammation du dos et du bout du nez.

Face. — Éruption autour du nez et de la bouche. — *Taches jaunes au front et à la lèvre supérieure. — Éphélides à la face.*

Dents. — *Odontalgie surtout en mangeant.* — Odontalgie nocturne avec gonflement de la lèvre inférieure et des gencives. — Sensibilité excessive des dents inférieures.

Gorge et langue. — *Gonflement et induration de la glande thyroïde.* — Parole entrecoupée par la lourdeur de la langue. (On balbutie.)

Goût, faim, soif. — Goût amer à la bouche. — Goût à la bouche qui reste encore le lendemain. — Mauvaise humeur après le dîner. — *Soif. — Les symptômes se développent par les boissons froides;* par exemple, des douleurs à l'hypocondre gauche.

Nausées. — Nausées continuelles avec défaillance.

Estomac. — Grande faiblesse de la digestion, qui engendre une fausse hypocondrie ; de légers écarts diététiques produisent déjà et entretiennent la mauvaise humeur et un malaise universel.— *Pression à l'estomac après le dîner.* — Crampe et contraction de l'estomac. — *La région précordiale est douloureuse au toucher.* — Gonflement pendant la digestion.

Ventre. — Abondance de flatuosités dans le bas-ventre. — *Ballonnement du ventre.* — Déplacement des vents. Hépatite chronique.

Selles. — *Selles insuffisantes.* — Évacuations alvines sanguinolentes. — Fréquentes et inutiles envies d'aller à la selle.

Urines. — Fréquentes et fortes envies d'uriner. — *Brûlure dans l'urètre après avoir uriné.*— Pissement nocturne fréquent. — Urine fétide, trouble, avec un sédiment muqueux.

Org. génit. — Douleur dans les testicules. — Écorchure au scrotum.— Appétit vénérien extrêmement augmenté, et comme une espèce de priapisme. — Règles trop tôt. — *Douleurs pendant les règles.* — Leucorrhée abondante précédée de tranchées.

Corysa. — Obturation du nez par un mucus dur et fétide.— Corysa, tous les trois jours. — Corysa continuel au plus petit courant d'air (qui ne se dissipe que par la sueur). — Corysa humide avec enrouement et frissonnement fébrile.

Resp., poit. — *Respiration courte.* — Respiration gênée et courte. — Difficulté de la respiration. — *Crachats salés, purulens.* — Frissons continuels dans le côté gauche de la poitrine.

Cœur. — Battement de cœur nocturne, quand on se couche sur le côté gauche.

Dos. — Élancement dans le sacrum quand on est assis.

Memb. — Douleurs tranchantes dans les mains et dans les pieds. — Crampes aux mollets. — *Raccourcissement des tendons du jarret.* — Froid des pieds. — Gonflement des pieds. — Grande disposition à la luxation et aux entorses de l'articulation du pied. — Élancemens et gonflement de la plante des pieds en marchant. — Le soir, brûlure dans les articulations des mains et des pieds.

Peau. — Sécheresse de la peau ; *mais, aussitôt après le plus petit travail, transpiration abondante.* — Répugnance pour l'air libre. — *Grande facilité à se refroidir,* suivie de diarrhée et de tranchées. — *Verrues.* — Les dartres augmentent et suppurent. — Éruption de dartres aux mains et aux fesses. — Les jambes sont couvertes d'ulcères, et sont grosses, rouges et enflammées.

Sensat. gén. — Faiblesse qui dure depuis long-temps. — *Flaccidité de tout le corps.* — Après une petite marche, lassitude à tomber. — La plupart des symptômes paraissent étant assis, et se dissipent par le mouvement, les frictions, et la pression. — Le soir, grande agitation du corps, quand l'esprit n'est pas occupé. — Tiraillemens convulsifs involontaires çà et là dans les membres. — Le matin, grande faiblesse dans les membres. — Grande disposition à se donner des tours de reins et à avoir des luxations.

Fièvre. — Horripilations sans soif, les mains étant froides et les joues chaudes, ou *vice versá.* — Sueurs nocturnes. — Sueur froide, continuelle par anxiété. — Anxiété, tremblement, et sueur pendant les douleurs.

Sommeil. — Le matin, on se réveille difficilement, et *pendant le jour, somnolence* insurmontable ; *le soir, on s'endort tard* et difficilement. — On se réveille de trop bonne heure. — Rêves, la nuit. — La nuit, grande inquiétude et cauchemar.

Moral. — L'esprit profondément attaqué, de telle sorte que le plus petit accident, comme le son du piano, produit du tremblement. — Inquiétude avec accès *d'anxiété.* — Battemens de cœur avec anxiété. —

Éloignement pour les hommes et la société. — Humeur hypocondriaque. — Découragement.

Notes pratiques.

Hahnemann recommande particulièrement la soude dans une espèce de fausse hypocondrie, où les organes digestifs sont habituellement si faibles qu'il suffit des plus petits écarts de régime pour occasionner et entretenir la morosité et un malaise général, Mal. chr., 1, 494. On s'en est servi utilement dans une espèce de gastrite, Ann., iii, 14; et dans quelques cas de fièvre intermittente, Ann., ii, 339. Ruckert conseille l'usage extérieur de la soude dans les indurations des glandes, les verrues, etc. *(N. D. T.)*

SOUFRE (*Sulphur*).

Durée d'action , 40 à 50 jours. — Antid: Camphr. Camom. Puls. Sép. Noix vom.

Tête. — *Vertige étant assis.* — Vertige avec épistaxis. — Céphalalgie avec battement, grouillement et chaleur intérieure, produite par une congestion sanguine, surtout le matin et le soir. — Céphalalgie avec nausées. — Fourmillement, bruissement et bourdonnement dans la tête. — Céphalalgie comme par un cerceau autour de la tête. — Élancemens au front. — Pression dans les tempes, de dedans en dehors. — La céphalalgie augmente en plein air et diminue dans la chambre. — Eruption au cuir chevelu. — Chute des cheveux, qui a aussi lieu chez les femmes en couche. — Eruption boutonneuse au front.

Yeux. — Rougeur et inflammation des paupières, avec brûlure et sécrétion abondante de mucus. — Contraction des yeux, le matin.— La lumière du soleil et du jour est insupportable. — Lueurs devant les yeux. — Enfoncement des yeux entourés d'un cercle bleuâtre. — *Voile devant les yeux.* — *Presbyopie.*

Oreilles. — Murmure et bruit devant les oreilles. — *Bourdonnement et bruissement dans les oreilles.* — Sensibilité excessive de l'ouïe. — Obturation et congestion des oreilles. — Ecoulement purulent par l'oreille. — Bruit dans l'oreille, comme s'il y avait de l'eau en dedans.

Nez. — *Sécheresse dans le nez.* — Épistaxis. — Odeur dans le nez comme celle d'un vieux corysa. — Ulcères secs au nez. — Pores noirs sur le nez, la lèvre supérieure et le menton.

Face. — *Pâleur maladive de la face.* — Chaleur et rougeur de la face, avec des taches rouges. — *Érysipèle de la face.* — Croûtes laiteuses. — Éruption chronique à la face.

Lèvres. — Taches hépatiques sur la lèvre supérieure. — Gonflement des glandes des lèvres, et de la machoire inférieure. — *Cancer des lèvres.*

Dents. — Gonflement, saignement des gencives. — *Gonflement des gencives, avec battemens douloureux.* — Odontalgie, le soir. — Odontalgie à l'air libre, produite par un courant d'air. — Secousses lancinantes dans les dents creuses. — Grande sensibilité de la pointe des dents supérieures.

Bouche. — Le matin, sécheresse avec soif, et langue humide, écumeuse, muqueuse. — *Aphtes* chez les enfans. — *Salivation.* — Scorbut de la bouche.

Goût, faim, soif. — (Insipidité des alimens); défaut absolu d'appétit, avec dégoût pour la viande et pour le pain. — *Appétit trop fort.* — Faim violente. — Soif continuelle, surtout pour la bière.

15

Gorge. — Gonflement de la luette et des amygdales. — *Sentiment chronique d'une cheville dans le pharynx et dans la gorge.* — Mal de gorge : dans la déglutition, il semble qu'on avale une bouchée de viande.

Renv., vom. — *Renvois fétides, la nuit, pendant le sommeil.* — *Rapport des alimens.* — Rapports acides, désagréables. — Nausées avant le repas. — *Nausées après avoir mangé.* — Nausées, le matin. — Nausées avec vomissement acide et amer, après midi et pendant la nuit, avec sueur froide de la face. — Vomissement de sang.

Estomac. — *Fouillement au creux de l'estomac.* — Crampe nocturne de l'estomac. — Crampes de l'estomac après avoir mangé. — Sensibilité de la région de l'estomac.

Ventre. — *Élancement dans le côté gauche du ventre en marchant.* — Élancement dans le côté gauche de l'ombilic en marchant. — Inflammation chronique du foie. — Pression à la région hépatique. — *Coliques hémorrhoïdales.* — *Coliques après avoir bu.* — Déplacement des vents. — Pression sur la région hypogastrique comme s'il y avait quelque chose de lié en dedans. — Hernie inguinale.

Selles. — *Envie fréquente et inutile d'aller à la selle.* — Selles dures, noueuses. — *Constipation pendant plusieurs jours.* — Selle, chaque second ou troisième jour seulement. — Selles diarrhoïques, dyssentériques, avec coliques et ténesme violent. — Diarrhée chez les femmes enceintes. — *Chute du rectum.* — Sortie des ascarides par l'anus. — Hémorrhoïdes fluentes.

Urines. — Pendant la nuit, urines fréquentes, abondantes, qui sortent avec beaucoup de force. — Ténesme urinaire. — Hémorrhoïdes de la vessie. — *Pissement au lit, la nuit.* — Suppression de la sécrétion des urines.

Org. gén. — Rougeur et inflammation de l'orifice de l'urètre et du prépuce (blennorrhagie chronique). — *Faiblesse du pouvoir génital.* — Augmentation de l'appétit vénérien. — Stérilité avec des règles qui viennent trop tôt et trop abondamment. — Suites fâcheuses de l'onanisme. — *Pression sur les parties génitales.* — Gonflement des testicules. — Écorchure et humidité de la peau du scrotum. — Règles qui viennent trop tôt et trop abondamment (après trois semaines).—Règles trop peu abondantes.—Suppression des règles. — Stérilité. — Avortement. — *Céphalalgie avant les règles.* — Leucorrhée. — Leucorrhée muqueuse.

Corysa, voix. — *Corysa.* — Apreté dans la gorge avec enrouement et beaucoup de mucosités.

Respiration. — Respiration difficile. — *Géne de la respiration avec sifflement et ronflement dans la poitrine, et battemens de cœur visibles.* — *Accès de suffocation nocturne.*

Toux. — *Fourmillement dans le larynx qui provoque la toux.* — *Toux nocturne.* — *Toux sèche,* jour et nuit, avec resserrement crampoïde de la poitrine, et étranglement comme pour vomir. — Coqueluche chronique.

Poitrine. — Suppuration des poumons. — Phthisie pulmonaire. — *Plénitude de la poitrine.* — Sensation de froid dans la poitrine, avec ardeur qui s'étend jusqu'à la face, et palpitations de cœur. — Pression au sternum. — Inflammation des mamelles. — *Douleur d'écorchure aux mamelons.* — Cuissons avec douleur de brûlure dans les mamelons. — *Cancer des mamelles.*

Dos. — *Tiraillement dans le dos.* — *Douleur au sacrum* en marchant, ou en se levant de son siége. — Déviation rachitique et ankilose de la colonne vertébrale. — *Courbure du corps en marchant.*

15..

Memb. sup. — *Tiraillement dans les articulations du coude, de la main et des doigts.* — Faiblesse dans les bras et dans les jambes. — Gerçures de la peau des mains. — Desquammation de la peau des mains et des doigts.

Memb. inf. — *Lourdeur des jambes.* — Raideur des articulations du pied. — Pieds froids. — Froid et raideur des orteils. — *Érysipèle aux jambes.* — Tumeur blanche aux jambes. — Tiraillement et déchirement dans les jambes.

Os. — Douleur lancinante vague, surtout dans les articulations des extrémités. — Goutte des articulations avec gonflement et chaleur. — Douleur dans les os, comme si la chair était détachée. — Rachitis. — Exostose. — Courbure des os.

Peau. — Enflure pâle, tendue, chaude, ou inflammation érysipélateuse, avec douleur, battemens, et élancemens. — *Éruption ortiée.* — Prurit à la peau, surtout la nuit, et le matin après le réveil.— Induration des glandes. — *Écorchure chez les enfans.* — Exanthême chronique. — Envies. — Verrues. — Varices. — Ulcères fistuleux. — Panaris. — Rhagades.— Engelures. — *Gale.*

Sensat. gén. — Engourdissement des membres. — *La tête est baissée en marchant.— On se fatigue en parlant.* — Sensibilité à l'air libre. — Accès de secousses épileptiques; il sort comme une souris des bras et du dos. — *Forte fermentation du sang.* — *Inquiétudes dans tous les membres,* qui empêchent de rester long-temps assis. — Inquiétudes dans tous les membres, qui se dissipent en marchant. — La plupart des symptômes paraissent seulement dans le repos, et se dissipent par le mouvement de la partie affectée, ou à la marche; on se trouve plus mal quand on est debout. — La chaleur extérieure diminue les douleurs, et le froid les augmente.

Fièvre. — Froid, *frissonnement* sans soif. — Chaleur avec soif vive. — *Sueur acide, toutes les nuits.* — Sueur dans le lit, le matin et le soir. — Sueur forte en travaillant.

Sommeil. — Somnolence diurne invincible, surtout après midi et le soir à la lumière. — Le soir, au lit, on s'endort tard, et pendant la nuit, inquiétude qui empêche de dormir. — Le matin, on reste long-temps endormi, *mais le sommeil ne restaure point.* — Frayeur pendant le sommeil. — Rêves agités, effrayans; on parle en dormant. — Cauchemar. *Secousses et tressaillemens nocturnes du corps en dormant.* — Somnambulisme.

Moral. — *Embarras de la tête*, et difficulté à penser. — Grande faiblesse de la mémoire. — *Irritabilité.* — *Irascibilité.* — Tristesse. — Inquiétude et impatience. — Anxiété, le soir. — Grande disposition à la frayeur. — On pleure et on rit alternativement. — Tristesse et abattement.

Notes pratiques.

Le soufre est le médicament antipsorique par excellence. Il a seul la propriété de guérir la gale récente; mais dans les cas invétérés, il faut recourir aussi à quelques autres remèdes, tels que le charbon végétal, le caustique et la sépia. On l'a employé avec utilité dans une espèce de céphalalgie chronique, Ann., iii, 271. Un mal de tête cruel chez un ouvrier en plomb fut guéri par le soufre, Comm. prat., 1827, 90. Il suffit dans beaucoup de cas pour la cure de l'ophthalmie qui n'est point invétérée, Arch., ii, 2, 100; — iii, 2, 117. Il n'est pas moins efficace dans l'amaurose commençante, Ann., i, 80; dans les aphtes des enfans, Ann., i, 245; dans les crampes d'estomac, Ann., i, 85; dans quelques cas de diarrhée dyssentérique, Ann., i, 99; ainsi que dans les coliques accompagnées d'hémorrhoïdes, Ann., i,

268. Le soufre est l'un des spécifiques de l'affection hémorrhoïdaire, et le médicament dont on retire les meilleurs effets dans les gonorrhées chroniques. Plusieurs maladies de poitrine sont de son ressort. Les gerçures des mamelles, Arch., viii, 3, 149; les douleurs vagues, lancinantes, des articulations, et les tumeurs érysipélateuses, Ruck., 1, 3281, sont combattues avec un grand succès par le soufre. Il a plusieurs fois déployé une rare efficacité dans les ulcères des pieds, Arch., ii, 2, 115; dans les panaris, Com. prat., 1828; dans les scrofules, Arch., viii, 3, 71; dans le rachitis, Arch., viii, 2, 46; dans la carie des os, Arch., ix, 3, 95; et enfin dans une foule innombrable de cas qui n'avaient cédé à aucun autre médicament.   (*N. D. T.*)

STRONTIANE (*Strontiana*).

Durée d'action, 40 jours et plus. — Antid. Camphre.

Tête. — Vertiges avec céphalalgie et nausées. — Pression douloureuse au front. — *Céphalalgie lancinante.* — Le soir, étant couché dans le lit, *tension de la peau de la tête*, de la poitrine, du dos, des lombes et des pieds. — Après le dîner, en marchant, grande sensation de chaleur à la tête et à la face, avec chaleur de la face, anxiété et somnolence. — Résonnement dans les tempes, le soir.

Yeux. — Pression douloureuse sur la paroi supérieure de l'orbite. — Brûlure dans les yeux. — Après avoir frotté les yeux, pression comme s'il y avait du sable; on voit des cercles bleus et rouges. — On voit dans l'obscurité des taches vertes devant les yeux.

Nez. — En se mouchant, il sort des croûtes sanguinolentes du nez. — Tressaillement dans le côté gauche du nez.

Face. — *Rougeur et chaleur ardente de la face.* — Prurit dans plusieurs parties de la face. — Térébration violente dans l'os de la pommette droite.

Bouche. — Le matin, sensation d'engourdissement et de sécheresse dans la bouche, avec une quantité suffisante de salive. — Sensation d'engourdissement dans la bouche.

Dents. — Odontalgie par secousses. — Tiraillemens douloureux dans les dents, et auparavant, grande augmentation de la salive dans la bouche.

Goût, faim et soif. — Manque d'appétit ; on n'a de goût que pour le pain bis. — Faim après le dîner. — Forte soif, surtout pour la bière.

Nausées. — Nausées avec chaleur brûlante à la face.

Estomac, ventre. — Pression à l'estomac avec sensation de plénitude dans le bas-ventre. — Coliques dans la région ombilicale. — *Tranchées avec diarrhée et frissons.* — Beaucoup de flatuosités. — Élancement dans les hypocondres.

Selles. — Selles retardées, compactes, noueuses, qui sortent après de grands efforts et avec une douleur violente. — Diarrhée aqueuse, jaunâtre. — Brûlure à l'anus après la selle. — Douleur hémorrhoïdale dans l'intérieur de l'anus.

Urines. — Sécrétion des urines diminuées — Urine pâle d'une odeur fortement ammoniacale.

Org. génit. — Retard des règles qui sont d'abord comme du serum, et sortent ensuite en caillots.

Respiration. — En marchant, gêne de la respiration avec brûlure à la face.

Toux. — Toux forte, sèche, produite par une irritation à à la trachée artère, surtout la nuit.

Poitrine. — Pression douloureuse de la poitrine. — Tirail-

lement douloureux dans les muscles du côté droit de
la poitrine.

Cœur. —Palpitations de cœur.

Dos. — Douleur tiraillante dans le dos et dans les lombes.
— Douleur de brisure dans le dos et le sacrum.

Membres. — *Douleur déchirante* dans les extrémités, surtout *dans les articulations* ; elle est plus violente, le
le soir et dans le lit.

Os. — Douleurs fugitives dont on ne peut assigner la place ;
cependant elles paraissent avoir leur siége dans le canal médullaire des os.

Peau. — Prurit çà et là, qui augmente par le grattement.

Sens. gén. — Grande et universelle lassitude, avec abatte-
tement, le matin et le soir. — *Grand amaigrissement.* — On se trouve mieux à l'air libre, à la chaleur en général, et surtout au soleil. — Le soir, le
mouvement des membres d'un côté (droit) est gêné,
comme par l'effet d'une paralysie.

Fièvre. — Avant midi et le soir, frissons. — Chaleur qui sort
du nez et de la bouche, avec soif. — Chaleur nocturne sèche. — La nuit, sueur abondante, et douleur
subite dans un membre lorsqu'on le découvre. —
Sueur dans la partie malade.

Sommeil. — On s'endort tard. — Tressaillemens et sursaut
en s'endormant. — La nuit, réveil fréquent occa-
sionné surtout par une toux sèche. — Sommeil fantastique et plein de rêves.

Moral. — Grand oubli. — Anxiétés et soucis. — *Mauvaise
humeur,* avec disposition à s'emporter et à se mettre
en colère.

Notes pratiques.

La strontiane a été jusqu'ici peu étudiée, et ses propriétés
ne sont pas encore très connues. On sait toutefois qu'elle mé-

rite l'attention des praticiens dans cette espèce de douleurs
vagues des os dont les malades ne peuvent déterminer le siége.

(N. D. T.)

THUYA (*Thuya occidentalis*).

Durée d'action , 3 semaines. — Antid. Camph.

Téte. — *Vertige en se levant de son siége* et en regardant en
haut ; il s'aggrave aussi lorsqu'on est couché. — Vertige comme celui qu'on éprouverait sur une balançoire.
— Le matin, on est comme ivre. — La tête est vide ;
on est incapable de penser. — En s'éveillant, pesanteur dans l'occiput avec mauvaise humeur. — Pulsations aux tempes. — Compression violente dans les
tempes. — Élancement au travers du cerveau. —
Déchirement tiraillant dans l'occiput. — *Céphalalgie
comme d'un clou dans le vertex.* — Mal de tête qui
augmente en se baissant en avant, et qui s'améliore
en courbant la tête en arrière. — *Gonflement des
veines temporales.* — *Prurit et démangeaison rongeante* au cuir chevelu.

Yeux. — *Brûlure dans les yeux.* — Pression dans les yeux
comme par du sable. — Inflammation et rougeur du
blanc des yeux. — Suppuration des yeux. — Éruption
et déchirement dans les sourcils. — *Inflammation et
gonflement des paupières.* — Chaleur et sensation de
sécheresse dans les angles externes des yeux. — Voile
devant les yeux. — Myopie.

Oreilles. — Déchirement violent dans les oreilles. — Étreintes dans les oreilles.—*Serrement de crampe dans l'intérieur des oreilles.* — Élancement du pharynx jusque dans l'oreille. — Pression douloureuse derrière les oreilles.

Nez. — *Epistaxis fréquent,* surtout après s'être échauffé.— Croûte douloureuse dans le nez. — Dureté et gonflement de l'aile du nez avec tension douloureuse.

Face. — Chaleur brûlante et rougeur de la face. — Chaleur passagère de la face. — Éruption boutonneuse dans la face. — Sueur de la face. — *Douleur térébrante à l'os de la pommette,* qui diminue par le toucher. — *Tressaillement dans les lèvres.* — Boutons prurigineux sur la lèvre supérieure. — Boutons au menton.

Dents et gencives. — Pression douloureuse dans les dents et jusque dans les mâchoires, après avoir bu du thé. — Rongement avec démangeaison dans les dents, qui augmente en mâchant des alimens froids. — Gencive gonflée et douloureuse comme par une écorchure.

Bouche, gorge. — *Vésicules, aphthes dans la bouche.* — Gonflement et douleur d'écorchure dans l'intérieur du gosier.—Douleur d'écorchure dans la gorge en avalant la salive.—Sécrétion de salive augmentée dans la bouche, avec gonflement des glandes salivaires. — Gonflement de la langue. — *Parole lente.*

Appétit et soif. — *Prompte satiété en mangeant.* — Appétence pour les mets et les boissons froides. — *Soif violente, surtout la nuit* et le matin de bonne heure.

Goût. — *Goût pâteux* douceâtre. — Les alimens n'ont aucun goût, comme s'ils n'étaient pas assez salés.

Rapports. — *Rapports amers.* — Renvois des alimens ingérés après avoir mangé. — Renvois rances après des alimens gras. — Effets nuisibles après des alimens gras et des ognons.

Nausées et vomis. — Sensation de défaillance dans la région de l'estomac. — Vomissement des alimens et d'un liquide acide. — Pression douloureuse à la région précordiale.

Hypocondres. — Pression douloureuse dans la région hépatique pendant le mouvement.

Ventre. — *Coliques dans le bas-ventre.* — Sentiment de quelque chose de vivant dans le bas-ventre. — Gargouillement et borborygmes dans le bas-ventre. — Gonflement du bas-ventre par des vents. — Pression au pudendum de dehors en dedans. — *Gonflement douloureux des glandes inguinales.*

Selles. — Efforts inutiles pour aller à la selle. — *Sortie difficile* d'une selle noueuse, grosse et dure. — *Constipation.* — Écoulement de sang pendant la selle. — Déchirement dans le rectum de bas en haut. — Contraction de l'anus. — *Condylomes à l'anus.*

Urines. — *Sécrétion* abondante et fréquente d'une urine aqueuse, même pendant la nuit. — Urine sanguinolente. — Urine avec un sédiment nuageux.

Org. gén. — *Brûlure dans l'urètre,* surtout le matin et à midi et aussi après avoir uriné. — *Brûlure dans l'urètre.* — Élancement douloureux dans l'urètre et dans son orifice. — Gonflement du prépuce. — Ulcères qui ressemblent à des chancres, sur le côté extérieur et intérieur du prépuce. — *Condylomes sur le gland et le prépuce,* qui deviennent humides et suppurent pendant l'accroissement de la lune. — *Gonorrhée bâtarde.* — Écoulement abondant aqueux du pénis. — Élancement dans le pénis avec envie d'uriner. — Élancemens brûlans dans le pénis, qui s'étendent jusque dans les testicules et jusqu'au nombril. — Un des testicules est tiré en haut. — Sueur forte du scrotum. — *Érection nocturne douloureuse.* — Prurit, brûlure et démangeaison dans les parties génitales des femmes. — *Gonflement et écorchure des lèvres de la vulve.* — Écoulement de mucus de l'urètre (chez la femme). — Règles trop peu abondantes.

Corysa. — Corysa sec avec mal de tête continuel, qui se change à l'air libre en corysa fluent.

Trachée, larynx. — Élancement dans la trachée artère. — *Fourmillement dans la trachée artère.* — Enrouement comme par contraction du larynx.

Respiration. — Gêne de la respiration, avec anxiété et grande soif pour l'eau froide.

Toux. — Toux, le matin, produite par chatouillement dans la trachée artère. — Crachats jaunes ou verdâtres en forme de petits globules. — *Après midi* (trois heures) *toux avec expectoration muqueuse jaune,* et douleur dans la région précordiale. — *Toux par échauffement.*

Poitrine. — Oppression de la poitrine, comme si quelque chose était adhérent à l'intérieur. — *Après avoir bu, froid, élancemens dans la poitrine,* sans relation avec la respiration. — Inquiétude dans la poitrine.

Cœur. — Fermentation violente dans la poitrine, avec forts *battemens de cœur qu'on peut entendre.*

Cou, nuque. — Gonflement douloureux des glandes du cou. — Gonflement des artères du cou. — Inquiétude dans le cou, la nuque, et la poitrine. — Couleur bleue de la peau à la clavicule.

Sacrum. — Douleur crampoïde au sacrum. — Térébration dans le dos. — Le matin, après s'être levé, douleurs comme de brisure dans le sacrum et dans les lombes.

Memb. sup. — *Élancemens douloureux dans les bras et leurs articulations.* — *Mouvemens convulsifs des muscles des bras.* — La nuit, sensation de froid dans les bras. — Les veines des bras sont gonflées. — Prurit au bras. — Déchiremens et battemens dans les omoplates et dans les bras, comme si tout était ulcéré. — Douleurs tiraillantes dans les bras comme si son siége était dans les os ou dans le périoste. — Taches rouges marbrées sur l'avant-bras. — Sensation de sé-

cheresse de la peau des mains. — *Gonflement dou-*
loureux et rougeur du bout des doigts. — Fourmillement et élancement dans le bout des doigts. —
Froid et *paralysie des doigts et du bout des doigts.* —
Les douleurs dans les bras augmentent par la chaleur
et en les laissant pendans, et s'améliorent par le
mouvement, dans le froid, et après la transpiration.

Memb. inf. — *Élancement dans les muscles et les articula-*
tions des jambes. — Tiraillemens dans les membres
inférieurs. — Grande faiblesse et *lassitude des jam-*
bes, surtout en montant un escalier. — Prurit aux
cuisses. — Éruption boutonneuse et ulcères aux
cuisses. — Boutons prurigineux blancs aux mollets.
— *Gonflement douloureux et rougeur* du dos du
pied et *du bout des orteils.* — Tache rouge mar-
brée sur le dos du pied. — *Engelures* aux orteils.

Peau. — Le soir et la nuit, *prurit lancinant* à la peau. —
Aux bras et aux jambes, boutons comme varioliques,
entourés d'un bord rouge et large. — Les symptômes
de la peau (et même les autres) sont améliorés par le
toucher.

Sensat. gén. — Aversion du mouvement. — Les symptômes
augmentent, surtout après midi, vers le soir, et pendant la nuit, vers trois heures, et diminuent par le
repos.

Fièvre. — *Gonflement des veines.* — Après minuit, frissonnement avec baillement. — Frisson sans soif. — Le
soir, violente fermentation du sang avec battement
dans les artères. — *Le soir, chaleur, surtout dans la*
face. — Sueur au commencement du sommeil.

Sommeil. — Grande somnolence, le soir. — On s'endort
très tard par suite d'inquiétudes et de chaleur sèche.
— Insomnie nocturne avec inquiétude et froid du
corps. — *Convulsions pendant le sommeil.* — *Beau-*
coup de rêves accablans et produisant de l'anxiété.

Moral. — *Inquiétude.* — Mauvaise humeur et *abattement.*
— Grandes réflexions sur les petites choses, avec in-
quiétude anxieuse pour l'avenir. — Dégoût de la vie.
— Grande mauvaise humeur.

Notes pratiques.

Quoique le thuya soit avec l'acide nitrique, l'acide phosphorique, et le lycopode, le spécifique le plus puissant
contre la sycosis, on doit le ranger néanmoins dans la
classe des remèdes antipsoriques, car il se montre salutaire
dans plusieurs maladies de nature purement psorique.
Hartmann croit qu'on doit retirer des effets avantageux du
thuya dans le tic douloureux de Fothergill. Il l'a employé
avec un grand succès pour combattre les croûtes opiniâtres
du nez qui tombent et se renouvellent sans cesse, avec rougeur inflammatoire et sensibilité des parties affectées. Ce
médicament ne réussit jamais dans la blénnorrhagie pure,
sans fics; mais aussi il opère les effets les plus merveilleux,
lorsque ce dernier symptôme est joint à la blénnorrhagie. Le
thuya employé alternativement avec l'acide nitrique est le
spécifique des condylomes, Hahn., M. m., p. v, 122; Mal.
chr., 1, 146; Arch., x, 1, 89; Ann., 1, 369, 370.

VESSE-LOUP DES BOUVIERS (*Lycoperdon bovista*).

Durée d'action, 50 jours. — Antid. Camphre. ?

Téte. — Vertiges assourdissans avec perte des sens. —
Très peu de vin suffit pour énivrer. — Grande dis-

traction et faiblesse de la mémoire. — Douleurs de
tête qui paraissent avoir leur siége *profondément
dans le cerveau, et qui produisent une sensation
comme si la tête était devenue plus grande.* — Au réveil, douleurs de tête comme après un long sommeil.
— Douleurs de tête nocturnes qui ne permettent pas
de la soulever. — Grande sensibilité du cuir chevelu
au toucher. — Chute des cheveux.

Yeux. — Yeux ternes, sans éclat, et sans vivacité.

Oreilles. — *Écoulement de pus fétide par les oreilles.* — Diminution de l'ouïe.

Nez. — Croûtes dans les narines. — Rougeur et écorchure
des narines.

Face. — Térébration et fouillemens dans les os de la pommette. — Congestion faciale. — *On change très facilement de couleur.* — Grande pâleur, le matin après
s'être levé.

Lèvres. — *Gonflement pâle de la lèvre supérieure.* — *Éruption aux angles de la bouche.*

Dents. — Tiraillement douloureux des dents, le soir et
pendant la nuit, qui cesse par la chaleur et à l'air
libre. — *Saignement facile et abondant des gencives.*
— Douleur dans les dents incisives supérieures suivie
du gonflement de la lèvre supérieure.

Bouche. — Grand afflux de salive à la bouche. — *Bégaiement.* — Sensation de brûlure à la gorge. — Engourdissement de l'intérieur de la bouche.

Soif, nausées. — Soif pour les boissons froides, surtout
l'après-midi et le soir. — (Manque de soif). — Le
matin et avant midi, *nausées avec frissons.*

Ventre. — Coliques fortes qui augmentent dans le repos. —
Grande sensibilité du ventre intérieurement et extérieurement. — Émission de vents fétides.

Selles. — Selles dures, compactes ou constipation. — Diarrhée avec coliques.

Urines. — Fréquentes envies d'uriner.

Org. génit. — Appétit vénérien augmenté. — *Pollutions fréquentes.* — Les règles viennent trop tôt et trop abondantes. — *Écoulement de sang hors de l'époque des règles.* — Leucorrhée âcre et avec démangeaison.

Voix. — Le matin, voix enrouée, et comme lorsqu'on est enchiffrené.

Respir., poit., cœur. — *Respiration courte par le travail des mains.* — Élancemens dans la poitrine. — Palpitation du cœur avec anxiété et tremblement.

Memb. sup. — Douleurs de luxation et de paralysie dans les articulations des membres. — Sensation de paralysie dans les artères de l'avant-bras. — La manipulation des instrumens, par exemple de ciseaux, laisse une empreinte profonde dans la peau. — Dartres humides sur le dos de la main. — Prurit en différens endroits, que le grattement ne soulage pas, *surtout quand on a chaud.*

Memb. inf. — Élancemens dans les articulations du genou et du pied. — Grande lassitude et faiblesse dans les articulations. — Élancemens violens dans les cors.

Fièvre. — *Frissons et soif,* même auprès d'un poêle chaud, et la nuit dans son lit. — *Chaleur et soif,* anxiété, inquiétude, et serrement de la poitrine. — Sueur matinale, surtout à la poitrine. — *Sueur des aisselles avec odeur d'ognon.* — Fermentation du sang avec soif.

Sommeil. — *Grande somnolence prématurée,* l'après-midi et le soir. — Sommeil inquiet et plein de rêves.

Moral. — Inquiétudes, mélancolie, tristesse. — Affaissement de l'âme quand on est seul.

Notes pratiques.

Le vesse-loup des bouviers est peu usité, et n'a pas encore

été suffisamment étudié. Mais les meilleurs homéopathes lui supposent une grande analogie avec le lycopode. Il semble exercer une action très énergique sur la langue, particulièment dans le cas de bégaiement. On peut espérer qu'on retirera par la suite de bons effets de ce médicament dans plusieurs espèces de dartres. (*N. D. T.*)

ZINC (*Zincum*).

Durée d'action, de 30 à 40 jours. — Antid. Camphr. Foie de S. C. Fève de Saint-Ignace.

Tête. — *Vertiges à l'occiput*, comme si on allait tomber du côté gauche. — Déchirement et élancement douloureux dans les parties latérales de la tête, *qui s'aggravent après le dîner*. — *Tiraillement* dans le front et *dans l'occiput*. — Céphalalgie après avoir bu du vin. — Les maux de tête s'améliorent à l'air libre, et s'aggravent dans la chambre. — Sensation d'écorchure et démangeaison cuisante au cuir chevelu.

Yeux. — Sensation de lassitude des yeux, avec grande faiblesse dans la tête. — Sensation d'écorchure, ou démangeaison cuisante dans les yeux. — Inflammation des paupières. — Larmoiement des yeux. — *Pression sur les yeux*. — Paralysie des paupières supérieures.

Oreilles. — *Étreinte de l'oreille avec élancement déchirant*, et gonflement extérieur, surtout chez les enfans. — Écoulement abondant de pus (par l'oreille gauche).

Nez. — Pression insurmontable à la racine du nez. — *Gonflement* de l'intérieur et de l'extérieur *du nez*, avec perte de l'odorat.

Face. — Couleur pâle de la face.

Lèvres. — Les lèvres et les angles de la bouche sont gercés, et ulcérés intérieurement. — Les lèvres sont chargées d'un mucus épais et gluant.

Bouche. — Petits ulcères jaunâtres à la partie intérieure des joues. — Fourmillement à l'intérieur, avec sécrétion abondante de salive d'un goût métallique.

Dents. — Tiraillement et *déchirement dans les dents*; surtout dans les dents molaires.

Goût, faim, soif. — Appétit diminué. — Aversion pour la viande, le poisson, et les alimens cuits et chauds.

Gorge. — Mucosités abondantes à la gorge; il en vient aussi dans la bouche de la partie postérieure des narines. — Mal de gorge déchirant, tiraillant en arrière à l'œsophage, plus sensible hors le temps de la déglutition que pendant. — Sensation de *crampe à l'œsophage*, dans la région de la fossette du cou.

Rapp., vom. — Rapports avec pression douloureuse à la poitrine. — *Pyrosis après les douleurs.* — Vomissement de sang.

Estomac. — Pression à la région précordiale. — Brûlure dans l'estomac. — Chaleur désagréable vers le cardia et dans l'œsophage.

Hypoc. — Douleurs spasmodiques dans les hypocondres, et alternativement oppression de poitrine. — *Élancemens dans la rate.*

Ventre. — Tension et pression dans la partie supérieure du ventre. — Coliques de crampe autour du nombril. — *Élancement et pression dans la région des reins.* — Sortie abondante de flatuosités. — Malaise avec pression sur les parois intérieures du tronc, comme provenant des nerfs, sans aucun vestige de flatuosités.

Selles. — *Selles diarrhoïques*, molles comme de la bouillie. — Selles sèches, dures, insuffisantes. — Constipation. — Selles molles avec un sang rouge clair.

Urines. — L'urine produit une forte pression sur la vessie. — Sortie fréquente et abondante d'une urine claire d'un jaune citron, qui dépose plus tard un sédiment blanc en flocons. — Après un pissement douloureux, sortie de sang de l'urètre. — *Calculs urinaires et réneaux.*

Org. gén. — Grande excitation au coït avec sécrétion difficile du sperme. — Nymphomanie chez les femmes en
couche, avec grande sensibilité des parties génitales.
— *Suppression des règles* et des lochies, avec grande
sensibilité des mamelles.

Respiration. — *Asthme spasmodique.* — Respiration courte
après avoir mangé, produite par les vents.

Toux. — *Toux sèche* avec élancement et douleur comme si
la poitrine éclatait. — Toux avec expectoration muqueuse, épaisse.

Poitrine. — Pression et oppression de poitrine. — Brûlure
dans la poitrine. — Élancement dans le côté gauche
de la poitrine. — Suppression de la sécrétion du lait
chez les femmes en couche.

Nuque, dos. — Déchirement et raideur du cou. — Tension
dans les omoplates. — Douleur rhumatismale dans
le dos.

Memb. sup. — *Déchirement dans les muscles du bras.* — Déchiremens autour du poignet. — Déchirement dans les
mains et les doigts. — Douleur paralytique du bras.
— Les mains sont comme mortes, paralysées.

Memb. inf. — Déchirement dans les membres inférieurs. —
Déchirement dans les articulations du pied. — Douleur de luxation dans l'articulation du pied. — Élancement dans les orteils. — Déchirement dans les
pieds.

Peau. — Prurit violent, lancinant, surtout le soir au lit,
que le toucher dissipe aussitôt. — *Dartres, ulcères
dartreux,* et maladies de la peau chroniques. — Rhagades.

Sens. gén. — *Déchirement douloureux dans les extrémités,
augmenté par chaque mouvement du corps.* — (Hé-
miplegie). — Tiraillement et tressaillemens visibles
çà et là dans le corps. — *Tremblement violent, universel.* — Palpitations violentes par tout le corps. —
En marchant, et le matin, au réveil, grande lassitude

comme après avoir trop dormi. — Les douleurs que le zinc produit paraissent avoir leur siége entre cuir et chair. — *Le vin augmente tous les symptômes*, même lorsqu'il sont déjà apaisés par le camphre. — Le vin (la camomille), la noix vomique, augmentent et provoquent les symptômes du zinc (surtout l'agitation nocturne et la constipation). — *La plupart des symptômes apparaissent après le dîner et vers le soir.*

Fièvre. — Frissons fébriles le long du dos. — Frissonnement continuel avec augmentation de la chaleur intérieure. — Horripilation fébrile avec chaleur passagère, *tremblement violent de tous les membres, respiration courte, brûlante, et battemens par tout le corps.*

Sommeil. — Somnolence continuelle dans la journée, avec envie de bailler. — *Envie continuelle de dormir.* — Sommeil interrompu et agité par des rêves.

Moral. — Hypocondrie après le dîner, avec pression au-dessous des fausses côtes. — *Humeur morose, taciturne, surtout le soir.* — Grande sensibilité au bruit, et *tremblement qui dure long-temps après chaque impression morale.* — Emportement facile, qui a des suite très nuisibles. — Humeur très variable ; à midi, triste, le soir, vive et joyeuse.

Notes pratiques.

L'action trop énergique du zinc est modérée, pour quelque temps seulement, par le camphre et la fève de saint Ignace. Le foie de soufre calcaire est son plus puissant antidote. Ruckert, 1, 339, dit avoir employé ce médicament avec un succès extraordinaire dans le gonflement intérieur et extérieur des parties molles et dures du nez, avec sécheresse constante des fosses nazales, perte de l'odorat et larmoiement continuel. L'expérience a montré la grande efficacité du zinc dans les affections rhumatismales chroniques, Ruck., 345. On le recommande surtout dans les maladies compliquées de tremblement et de tressaillement en différentes parties du corps.

FIN.

TABLE.

FIN DE LA TABLE.